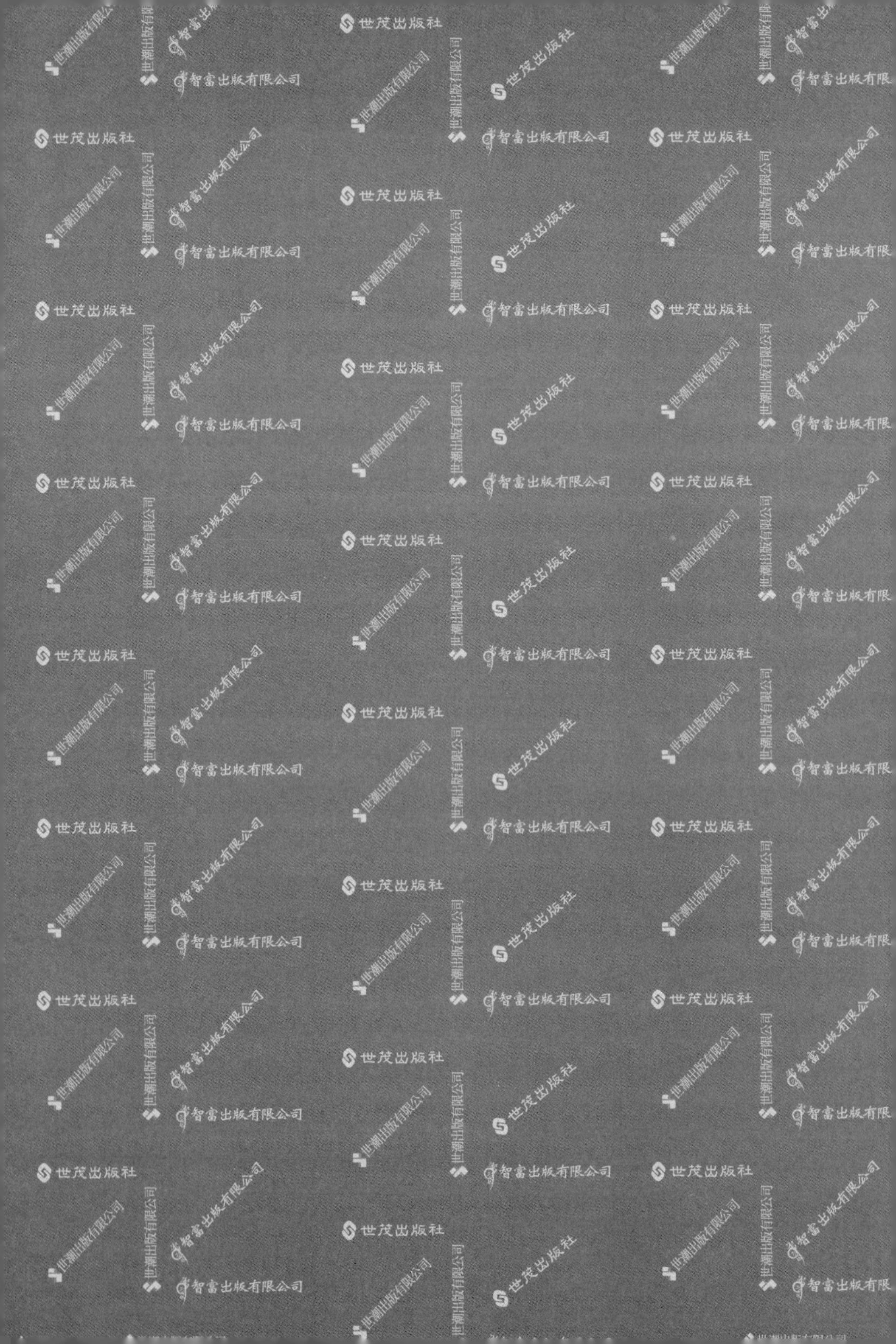
世茂出版社
世潮出版有限公司
智富出版有限公司

Liquid Sunshine:
Vegetable Oils for Aromatherapy

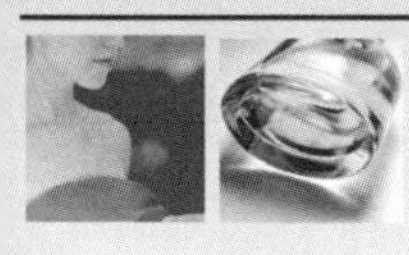

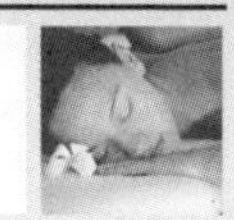

植物油芳香療法

國際知名芳香療法專家
揚．古密克(Jan Kusmirek)◎著

英國國際芳療師協會(IFA)專任講師　原文嘉◎審訂

原文嘉．林淳仁◎譯

審訂者序

基底油在眾多芳療產品中一直默默地扮演著稱職的「二姐」角色。除了極少數偶爾藉由商業炒作而出頭天的幾款植物油之外，許多芳香療程其實都是在「一款基底油走天下」的狀況下進行的。雖然沒什麼不好，但是我相信在看過這本書之後，你會發現原來基底油的世界竟是如此豐富好玩，其複雜的生物化學機制並不亞於精油，這些或許就足以改變你對這些長久以來盡忠職守的「二姐」們的刻版印象。

中文世界的芳療圈一直缺少一本有關植物油的專書，這本書的出版應該是相當令我們這群芳療師們與精油玩家們興奮不已的。這次的翻譯工作，感謝好友林淳仁小姐的跨刀相助方得以完成。我們依舊保留了許多專有名詞的英文原文供做參考，以便讀者自己進行延伸研究，方便蒐集更多更完整的資訊。讀者或許對精油的療效與各種機制已經瞭若指掌，但是植物油的芳療價值也不容忽略。這本書就像是開啟另一扇芳療知識寶庫的鑰匙，從正統的芳療觀點出發，並從生物化學、歷史考究與食品營養等不同角度切入剖析，相信能將讀者對植物基底油的「潤滑」或「媒介」等傳統印象，更向上提升不少。

如果單單從生物化學，或是皮膚保養的角度來談植物油的價值，可能還稍嫌單薄膚淺，就像最近電視上收視長紅的美容保養節目一樣，恐怕只會造成短暫的一窩蜂消費現象。我相信植物存在的原因並非僅止於提供人類食衣住行或是養生美容的材料而已。一粒種籽的背後蘊藏著宇宙間生命再簡單不過的真理。

倘若你曾經觀察過植物從一顆種籽開始發芽、生根和發展茁壯的過

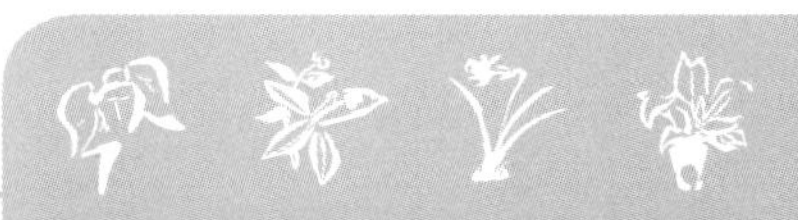

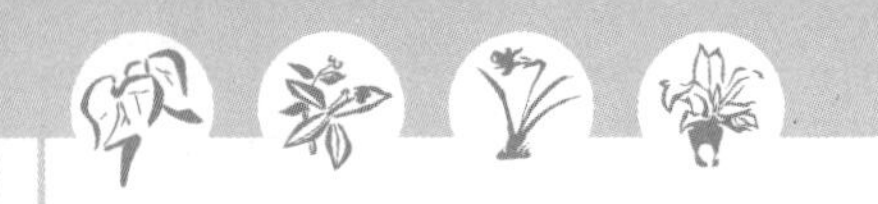

程，應該會和我一樣認同植物對生命的看法、甚至做法，有時候其實比人類還更有智慧和能力。埋在泥土裡，小小的一顆種籽，在黑暗中伸出根芽，穿過層層比自己還要厚重的土壤，聰明地繞過石礫，使盡力氣將第一片嫩葉挺向陽光！這當中所需要的豐沛能量，全都囊括在一顆微不起眼的種籽裡。

這些種籽從花朵成功授粉後漸漸成形，藏在植物的果實裡。當它們還掛在枝頭的時候，充分吸收來自陽光的能量，葉子進行的光合作用將陽光、空氣、水結合轉化為醣分，並慷慨地將它們大量地儲存在種籽裡，為未來新生命的延續做預備。我們平時所視為理所當然的基底油，正是從植物的這個部位而來，也是種籽生根發芽、迎向大自然的困境與挑戰最初時所需要的所有能量來源。正如同本書的原文書名 Liquid Sunshine，將植物基底油比喻成「流動的金色陽光」，真的一點也不為過。

不僅如此，植物為了要讓自己的生命成功地傳承下去，想出許多妙招來應付大自然的殘酷考驗。椰子的種籽包覆在一顆巨大卻質輕的果實裡，風吹不動它，它卻能輕易地被海浪捲走，在海面上漂漂浮浮，直到登上另一個岸頭，再選好地方生根發芽。（難怪天然的椰子樹都長在海邊，畢竟這顆全世界體積最大的種籽登陸後跑不了多遠。）厚實的椰子殼具有極佳的防水功能，並且堅硬無比，貪吃的鳥兒得費好大力氣和好多時間才啄得開。但是當又厚又硬的椰殼一碰觸到濕軟的土地，竟然溫柔了起來，卸下她剛毅難纏的盔甲，讓久藏其中的胚胎重回大地的懷抱。

除了椰子以外，像是蒲公英（同時也是著名的西洋藥草）利用風力傳播，喜馬拉雅鳳仙花藉由植物本身的物理結構產生極大的爆炸威力，能將種籽炸飛到離自己 15 英哩遠的地方，以擴展自己的版圖。不過，說到拓展疆域，最有趣的應該算是藉由動物傳播種籽的方式了。不論是鳥兒或小猴子，幾乎每一種會吃素的野生動物都知道植物的果實是好東西。當飢腸轆轆的小動物發現懸掛在枝頭或掉落在地上的果實時，牠們可開心了，趕快叼起來吞到肚子裡去！飽餐一頓後，柔軟的果肉被腸胃消化光光，但堅硬的種籽可沒那麼容易被破壞。於是在動物體內旅行一番之後，種籽還是硬生生地給排洩了出來。可惜嗎？一點也不！當小動物解放完，拍拍屁股跑掉的同時，原本來自於好幾哩外的種籽其實正沾沾自喜——因為它也已經達到其拓展疆土的目的，而且還免費獲贈一團香噴噴的肥料！

種籽本身雖然不會走路，但是卻懂得借力使力，利用環境中的各種媒介讓自己雲遊四海，氣定神閒地迎接路途中的各種變化，最後達到生命延續的目的。和我們這群每天在都市叢林裡奮力追求目標的人類比較起來，很顯然地，植物似乎不像我們如此在乎旅程的「結果」，而是將自己原本所擁有的能量發揮至極，同時也竭盡所能地享受過程中的酸甜苦辣。

植物的一生，從發芽、生長、開花、結果、到播種，這一切行動的目的只有一個，就是讓自己的生命不斷地延續下去。植物從來不擔心自己的皮膚夠不夠白，身材夠不夠苗條性感，姿態夠不夠撩人，它只想專心享受生命的過程，盡情吸收大地、雨水與陽光所給予的滋養，同時將它的所有——香氣、色彩、花朵、果實回饋給大地。看來，植物有時候比我們更忠於自己！

或許當你再一次接觸到植物油或精油的時候，所想的不只是這些東西能帶給你的皮膚和身體有什麼好處而已。如果真是那樣，我相信在那一刻，你也同時明白了自古以來蘊藏在這些無數細小種籽內的豐富意義。

2005.10.20 於台北住家

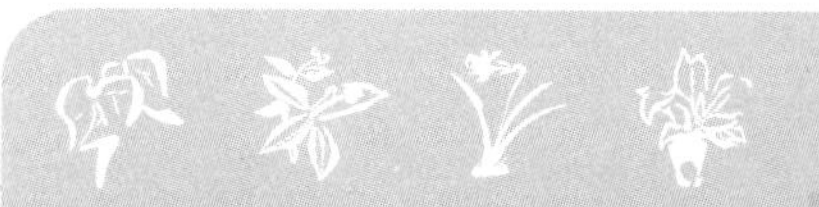

前言

這本書適合任何對於在家中、診所或美容沙龍中使用天然植物油的人們。這是從經典芳香療法的觀點寫成的一本書，因為沒有任何其他療法比這種療法更完整地於人體表面運用植物油來達到身心健康了。芳療師會從這本書中獲得許多有用的資料，但是你不需要先成為訓練有素的治療師才能享受這本書的樂趣與植物油所帶來的益處。植物油是大自然所給予的神聖之禮：好好運用它們，並且好好享受它們帶來的益處。

我對植物油的知識都來自於實際操作的經驗。我與這些來自大自然的奇妙禮物的初次經歷是在學習如何在芳香療法中使用它們的時候。在我所受的訓練中，大家稱它們為「媒介油」（Carrier Oils），它們的功能只是單純地將珍貴芳香的精油傳送到皮膚內。這是個本質上的錯誤。植物油的功能比這個多太多了，而它們的價值也與更為出名的芳香精油不相上下。植物油並不表示它來自於翠綠的包心菜或是胡蘿蔔根。這是一個通用的名詞，統稱於所有源自於天然資源（例如種籽與堅果）的油品。種籽可以來自於一棵樹，像是椰子；或是來自於一株植物，例如向日葵，它們都叫做植物油。

精油是來自於植物中芳香或活性物質的濃縮萃取物，一般來說不能直接塗抹在皮膚上。有些精油（而並非所有精油）對皮膚十分容易造成刺激不適或使皮膚乾燥，所以精油需要透過某些「媒介」來稀釋它們，而這些媒介對皮膚也是適用的，於是就出現了所謂的「媒介油」（Carrier Oils）。

就商業方面來說，精油有時候會稀釋在酒精與其他相似物質裡，然後

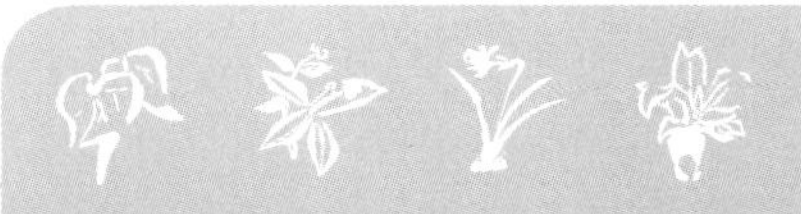

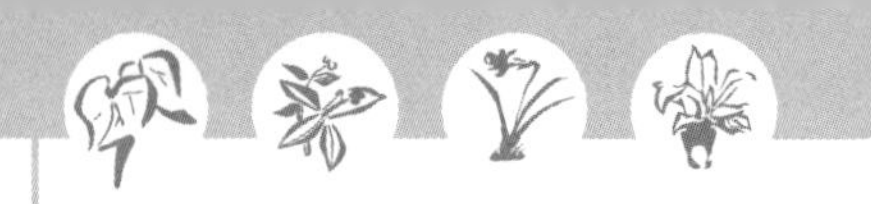

這些東西可能會用來做為「擦劑」（frictions）或皮膚的調理水。香水與古龍水都依循著同樣的原則製造，兩者之間的不同只在於精油或香精成分的稀釋濃度。古龍水可以以酒精稀釋到 4%左右，而香水或香精則可能含有高達 20%的濃度。

英國的芳香療法將按摩技巧與精油結合在一起。很明顯地，酒精跟植物油比較起來並不是個好的按摩媒介。和我一起從「崇尚自然」的學院出來的芳療師們也不常使用礦物油。礦物油有許多名字，它是由石化工業衍生的產品，又稱為嬰兒油、礦脂（petrolatum）或是品牌名稱「凡士林」。礦物油占有其一席之地。比方說，它不隨便產生化學變化，並且能提供按摩時所需要的潤滑度；在極為寒冷的時候，它可以作為保溼的屏障。然而，它應該被如此定義——它是一種封閉式的屏障。它不太能讓肌膚呼吸；它並不會與皮膚產生協同作用。

芳療師通常被教育視植物油為「媒介」油而已。除了這種簡單用法之外，有關於它們其他方面的實用或運用方法的教學仍十分缺乏。許多年來我在全世界各地上課，更發現這是個不爭的明顯事實。不論是學生或芳療師都一樣，當被問及「為什麼你選擇使用葡萄籽油而不是甜杏仁油」之類的問題時，答案很簡單，最常見的回答就是「因為它比較便宜」，或是「因為我的學院就是用這種油」。這並不令人驚訝，因為學院通常也身兼學生們所使用的產品供應商或零售商，這種不適當的關係令身為零售商的人會主推最便宜或最有利潤的材料。好的學院會以使用方法或治療法的目的為主，不論產品來源或價格為何，都推薦最好用的材料。

當我的植物油專文第一次在芳療期刊登出時，很快地就受到教學者和相關供應商的青睞。他們認為這是個新的賺錢方法，而自從我提供的基本資料刊登之後，其他相關的資訊並不多。於是過去幾年我教授的課程都成了熱門科目，「實用植物油」的課程總是爆滿，專業醫療人員、療癒工作者或美容業者都來學習這些擁有來自大自然的極高價值、且相當特別的「活性成分」的好處。每種植物油都有其獨特之處，它們都能提供按摩時所需要的潤滑度，也有相似的化學成分，但是每種油的種籽能提供的實際上遠超過這些。

推廣植物油價值的手段主要是來自工業化學的觀點。這並不令人感到驚訝，因為芳香療法本身就已經陷入化學教科書的框架裡了。會發生這種情形是因為芳香療法迅速竄紅，以及它本身以各種層次商業化的現象而造成的。在早期，相互較勁的各間學院能提供的資訊有限，那些提供化學資訊的學校被拱成以科學醫療的角度研究的明星學校。同樣的情形也發生在植物油的教學上。少數在這個產業裡的人確實使用過它們，所以透過僱用某位對脂肪酸具有基本知識的化工專家為客座講師，似乎是個較有學術領導層次的做法。

我的植物油經驗分成兩個部分，先是透過從營養學的角度，然後則從皮膚保養的角度切入；後者的途徑發生在大型化妝品產業轉型開發較為天然的保養品的時期。我所合作的許多品牌都給予我充足的機會，透過實際操作的方式研習產品材料的好處與危害。我也曾經與專業芳香療法界的領導品牌合作過，他們的顧客們提供了大量有關不同材料表現特性的非正式證據。特別的是，這些證據都是透過他們的專業芳療師為顧客們在調油的過程中發現的。不只是精油與植物油相調合，也包括了不同植物油之間的調合，達到了令人滿意的觸感與效果。

大家都應該注意到植物油在延續生命方面的價值。幾千年來，它們延續了人類的生命，提供的不只是化妝品、醫療、以及營養方面的幫助，還提供了物理照明、信仰活動、以及許多象徵意義。這是一本有關於將天然

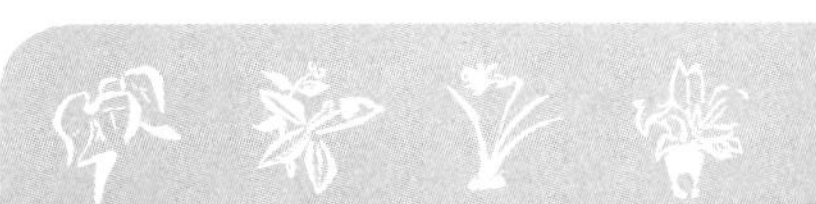

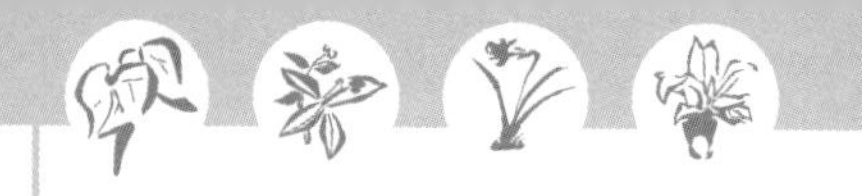

的物質，以自然療法方式運用的書。當化學知識被高舉的時候，這本書是寫給那些紮根於採取輔助或另類方式進行保健專業或美容專業人士的。這也是寫給所有熱愛大自然，並且想要與大自然一起同工的人的書。我十分重視以直覺性的方式處理事物的概念，也十分重視在處理植物素材時觸摸的重要性，就像我面對難以理解的科學一樣。

對我來說，理論必須符合經驗事實，也就是實際執行的狀況。這並不一定要透過科學程序驗證，重點是這項理論在某個既定的情形下，是如何作用在這個人身上的。在現實中，科學其實就如同其他事物一樣，不過是猜測與推斷而已。直覺式的思考方式能允許變化和具有創造力的行動出現，以達成結果。正統科學通常對向其挑戰的人事物都太過限制與拒絕。

芳香療法雖然因著愈來愈多的立法和專業集中化而變得殘跛畸形，卻仍然是植物油最大的愛用群。大部分的植物油愛用者都是女性，芳療界中的領導先鋒也都是女性。我知道這個事實，是因為我是第一個進入這個專業領域的男性。這個女性主導的觀點應該被視為一種以冒險性與照顧的方式運用大自然的珍寶來達到人類的利益。芳香療法、基底油以及植物油都是這個自然傳統的一部分，並且不應該受到約束，反而變得一點用處也沒有。讓大自然的生態多樣性作為至高的主宰吧！

目　錄

Contents >>>>>>>>

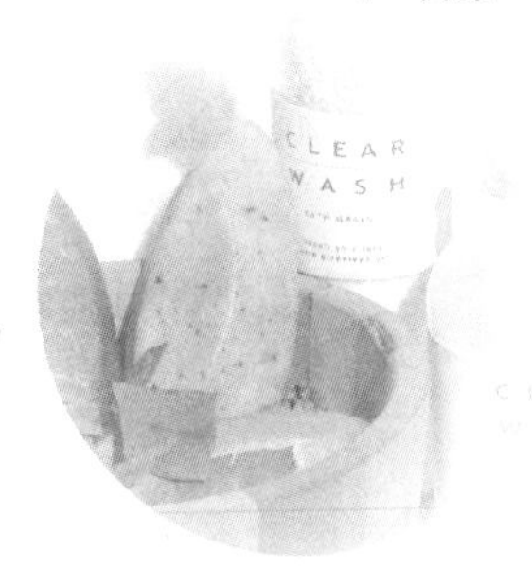

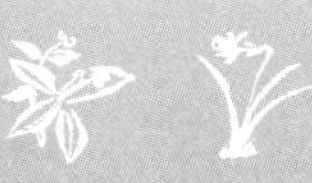
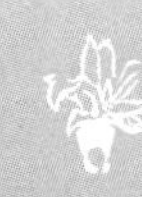

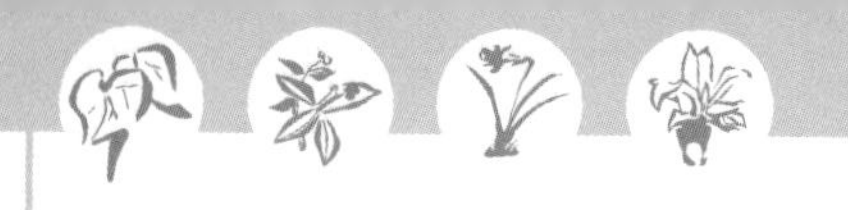

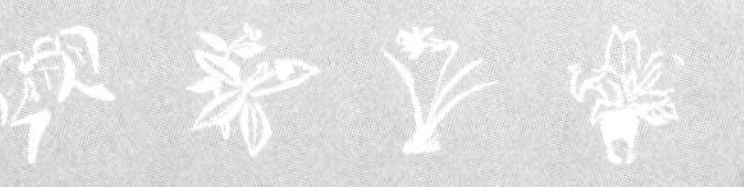

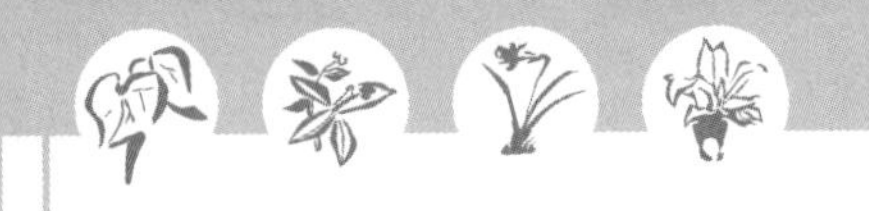

Chapter 1
從新的角度
來看脂肪與油類

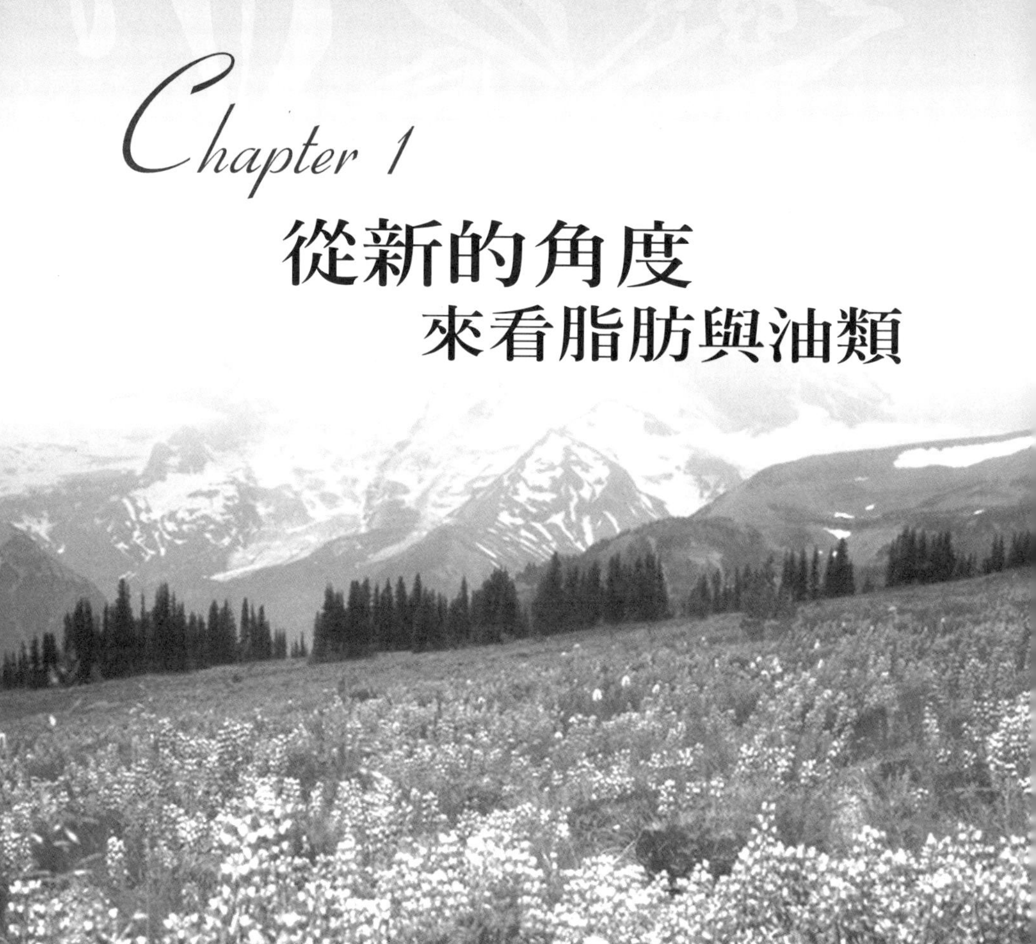

很少人在提到脂肪與油類時會感到精神振奮，它們也不是每天閒話家常中的話題。這兩個詞通常會引起十分負面的聯想，帶來所有不對勁的想像畫面。然而脂肪與油類是生命延續的必需品，它們提供生物體的質與架構，給予保護及療癒的功能。

「脂肪」一詞冠用於人類、動物、或食物上的時候可是非常不討喜的，這個詞使人聯想到「醜陋」和「圓呼呼的體型」。「脂肪」幾乎等於是「肥胖」、「身材差」、「不健康」、「不結實」或甚至「懶惰」的意思。「油」這個字也暗示著「油膩」與「不潔」等涵義。油性皮膚與髮質通常給人個人衛生習慣不良、或甚至窮苦失依的印象。富含豐富脂肪的食品早已不再流行，更是健康的違禁品。但這兩個詞彙都需要新的詮釋方法。

讓我們來想想一些與脂肪和油相關的字詞，一些具有相同或相似意義卻又能給予較佳的定義或畫面的形容詞和描述。「多汁」與「豐潤」用來形容雞肉是挺好的，但是否適用於你的情人或伴侶身上呢？這個答案或許會反映出一個人的誠實度。你比較想擁抱或依偎在何種身材的人身旁呢？是硬梆梆的結實體格還是柔軟豐潤？是削瘦骨感還是豐滿肉彈？在過去所有的名畫與相片裡，漂亮的人都具有豐腴圓潤的體型。只有在我們的年代裡，人們會把「骨瘦如柴」當成好身材的標準！

一提到「乳脂」就會令人聯想到好吃的布丁、蛋糕，或是水果、草莓和奶油。牛奶也代表了極高的健康與優良意義——好像是我們的母親一樣，給予我們滋養和照顧。牛油可以做成令人垂涎三尺的脆餅和熱呼呼的土司麵包。不論絞盡多少腦汁去想出更新、更吸引人的名字，「瑪琪琳」和「脆餅」就是聯想不起來！

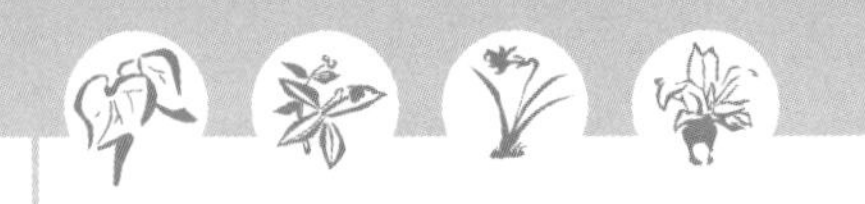

這些推理令我們做出結論：現代社會中，我們做決定的時候，情感因素其實是與事實因素一樣重要的。讓我們想想電視上看到的夜晚畫面。豐盛的美食通常都是油膩的食物，若搭配著身材苗條的模特兒在一旁，則成了強烈的對比；受到天然油脂分泌的頭髮，在洗滌之後散發著不自然的光澤。這些畫面本身就是相互矛盾的圖像。

我們應該從全新的角度，一種從優點的角度來看待脂肪與油類。我們的確承認它們擁有負面的影響，但是又有什麼東西完全沒有負面影響呢？中庸之道是個古老的處世原則，但直到今天都還是非常適用的。大部分人的老祖母們或許都會說「偶爾放縱自己一下對你有益」。這個說法至今仍然可行，因為這樣能鼓勵人們嘗試各式各樣的食物。可惜的是，許多人對於這個說法並沒有採取中庸之道的態度看待。過度放縱通常是脂肪相關問題的根本肇因，而並非脂肪本身的問題。

和油脂一起成長的日子

我的第一次油脂經歷不外乎是透過嬰兒潤膚油與爽身粉體驗到的。其中前者因為以礦物油為主要成分而愈來愈不受媽媽們的歡迎，而後者則是因為它容易孳生過敏源與微生物，也不再是消費者心目中的優良產品。不論這是個怎樣糟糕的現象，我和大部分的人一樣，還是都活得好好的。

我想我們可以將肥皂加在脂肪的列表上——我個人絕對會把它加上去。當我還是小嬰兒的時候，我爸爸幫我洗澡，我扭來扭去的，爸爸得把我抓得更緊，結果很快地我就從他的手中飛滑出去，以倒栽蔥的方式掉在熱水器上。肥皂很滑。知道肥皂是從油脂製造而成的人並不多，肥皂可以從植物油或脂肪油來製造。熟悉小木偶這個童話故事的人應該記得，那隻可憐的驢子原本的下場就是被拿來做成肥皂。直到今天，我們仍然可以從動物脂肪做出品質最好的肥皂。

當我因為扭來扭去和肥皂太滑的關係而從爸爸手中以頭落地時，應該責怪誰呢？近年來，在歐盟健康安全機構的庇護之下，法規似乎在暗中逐漸削減消費者的個人責任感，不然就是以言過其實的方式將我們日常生活中，周圍的活動或物質所造成潛在的傷害或威脅誇大解釋。如果肥皂具有造成意外的潛在能力，那麼是不是就該被禁用呢？這乍聽之下很荒謬，但是當我們再看看一些常見的物質，特別是來自大自然的材料時，你就會發現旁邊列著許多的規定或警告標語，好像褓母囉唆的叮嚀一樣。的確，大自然並不安全，而且也具有造成傷害的潛力，但植物油是大自然中最能安全地使用的素材。個人產生的敏感反應或使用意外，應該無法提供法律足夠的理由去禁止或限制每個人自由地接近大自然所提供的素材，而教育及資訊就扮演著關鍵角色，所以人們解讀產品標籤的方式就有可能讓資訊來源受到曲解。

我對於油脂的後期記憶，包括了固定造訪自己所居住的白金漢郡小鎮上的雜貨舖，我媽媽都在這裡買家裡用的奶油。原本一大塊正方形的金黃色奶油被切割成幾小塊，店員用一種木製的模子把一塊塊奶油重整塑型，我還記得當那塊四分之一磅的奶油被包裹進油紙裡之前被拍打成型的聲音。奶油一直是我心之所嚮。

我的祖母出身自農家，教我們把買來的牛奶做成奶油。我們把牛奶從瓶子倒進一只特殊的、附有旋轉蓋的小瓶子裡，然後搖了又搖，直到白色的奶油形成。她特別喜歡丹麥式的無鹽奶油，而我比較喜歡含鹽的紐西蘭式奶油。不同品種的乳牛會產出不同口味的牛奶，而且

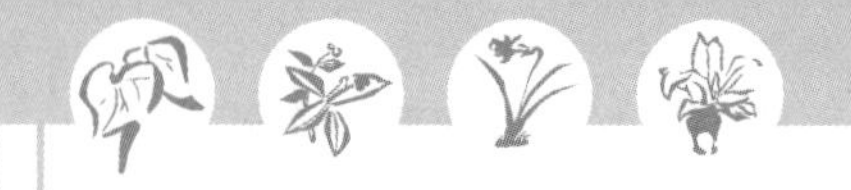

牧場草地和時節都會增加牛奶口感的變化性。不論是來自格恩西島、艾爾郡、南德文郡的乳牛，還是各種不同品種的乳牛都會這樣。有各式各樣的口味和顏色任君選擇，各種麵包與奶油都是我兒時的最愛，我每天都需要它們。

有時候我們也拿麵包沾肉汁來吃。我生病的時候都會這麼吃，才不會因為食慾不振而餓肚子。雖然這不是我最喜愛的食物，但是肉汁底下的一層肉凍子可真是美味極了。今天還有多少人記得肉汁的滋味呢？在這個充滿精製化食品的年代，這種東西對於許多年輕人來說已經沒有意義了。肉汁其實就是烤肉的時候流出來的油脂，經過冷卻放置之後所形成的東西。怎麼樣，覺得有點難以下嚥了嗎？

所以我在年輕的時候對於天然脂肪就有相當完整的了解了。我在學校的時候，學到中世紀時代的人們將奶油廣泛地運用，甚至還拿它來當成斧頭的潤滑劑。羅馬人用橄欖油來照明，而英國人點燈則是利用動物油脂。

那麼瑪琪琳（人造奶油）呢？瑪琪琳通常是硬硬地一大塊，上面貼著「鸛鳥牌」（Stork）的商標，而且是賣給窮人家的！我母親用瑪琪琳來做菜，因為它比較便宜。那時候的點心都是以豬油製成，而豬油也是用來做炸洋芋片的油品。一直到 1970 年左右，我開始注意到植物油品的出現，健康在當時則變成了全國性的頭條話題。

而如今超市架上擺滿了植物性的烹飪油。多年前還沒有這樣的狀況。那時候沒那麼多超級市場，也沒那麼多植物油。從很多角度來看，超級市場已經摧毀了許多本地的購物選擇而改朝清淡的方向，不過也的確引進了更多樣的食材，只要提供品質較差的選擇，以價格取勝就好。植物油就是這類新流行商品中的一種。

在 1960 和 1970 年代之間，植物油被視為是歐洲大陸的產品。在 1960 年初期，你可以在歐洲大陸、猶太食物的快餐店、或是特殊商店裡看到它們，但其他地方通常看不到。這情形和優酪很相似，一般商店裡就是找不到這些東西。這兩種食品都被視為特殊健康飲食的一部分，或是人們一時風靡的「人氣食品」。這些對人氣食品的狂熱通常來自於瑞士，可能是從某些專科診所流傳出來的訊息。這些新科食品中，最怪的就是麥片（muesli）和拌著乾水果和堅果的乾燥穀片！

植物油與瑪琪琳悄悄地進入了人們的現實生活裡。瑪琪琳在成功地被軟化之後，變得大受歡迎。一大塊冷凍的鸛鳥牌瑪琪琳或奶油，處理起來很不容易，所以奶油一直等到瑪琪琳變得容易塗抹時才讓出王位。取決的條件在於產品本身的延展性好壞，而不是對健康的影響。我印象中的第一個品牌叫做「藍帶牌」（Blue Band），這個品牌成功地替瑪琪琳創造出一個有別於以往給人稍微低層次的品味形象，以全新的面貌進入大眾化市場。

感謝我的父母親給了我一個開放的思考模式，以及對於健康有著十分根深蒂固的看法。我們的家庭醫師不但是一位註冊醫生，也是一名順勢療法醫生，而且是一位在 1950 年晚期取得整骨治療師資格的好朋友，所以不難想像我會進入另類醫學的學習領域。我用「另類」這一詞是因為那是我看待事情的方法，以一種另類的角度來看待正統醫學。

「另類」（alternative）和「輔助」（complementary）的意思不一樣。輔助醫療（complementary medicine）依循著正統醫學的角度切入執行，有時候也遵循英國國家保健署（British National Health Service）的法規。從某個角度來看，這是一種整合性的醫學，試圖將另類照護

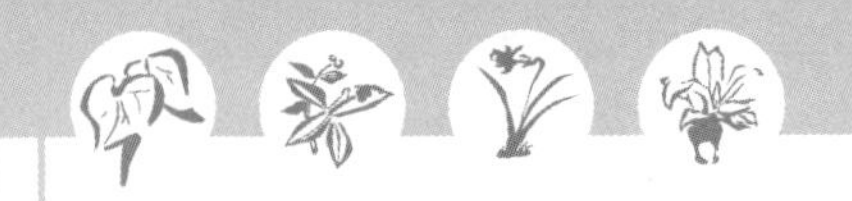

的優點加入正統醫學中的治療方法。這些概念現在看起來都很棒，但是在 1950 到 1960 年代左右，要是提到有關營養與飲食的話題，反而會令人感到不太自在，好像這種方式是非常危險似的。

我在飲食療法與自然療法方面所受的訓練讓我對於營養及健康產生了許多各種激進的想法。自然療法是許多另類療法與輔助療法的概念核心，我想它的基礎概念在於，一般來說透過良好的飲食與環境，人的身體都具有自我療癒的能力。自然療法提倡能維護食物資源活力的栽種方式與烹調方法，它堅信大自然中有一股能夠流動移轉的生命力或是能量原則，這也與近年來流行的有機生活運動有著密切的關聯。所以當我們在談論天然的生食材時，不但要研究它們的化學組成，也要從這樣的自然概念去思考。也因此我學習到，脂肪與油類就像任何其他東西一樣，對你是有益處的。會造成它們有缺點的原因，只在於你是選用哪個種類和什麼樣的食用方法罷了。

我在皮膚保養與化妝品方面的工作，讓我對於油類與脂肪的使用有了更深層的見解。本質上，所有使用在身體或臉部的乳霜都是水和油混合而成的乳狀液。製造商從很久以前就開始使用礦物油或石油脂、巴拿芬臘（一種常見、稱為「凡士林」的家用品）作為乳狀液中的油相成分。礦物油屬於非活性物質；換句話說就是它本身不太起作用，也不主動產生化學變化。從調製者的角度來說這是件好事，因為這樣的產品不會出問題；比方說變質或產生怪味等。這樣的產品也比較便宜，而且品質穩定，維護成本較低。但是我們也知道這種產品對皮膚不會產生什麼作用，所以會造成皮膚刺激不適的機率應該也比較小。這可是個絕妙的奇蹟：安全、不產生變化，而且還能成為這個全新的大眾市場中一項可重複生產的重要工業產品。

60 年代後期和 70 年代初期，一個和大眾消費全然不同的消費者主義興起，在這段期間，個人和自我表現抬頭。（在大眾消費時期，要符合多樣選擇和個人需求是很不容易的。） 此外，對大自然負責任的想法也逐漸成為人們關注的話題。

同一時期，健康食品店如雨後春筍般成立，美容業和化妝品業也經歷了重大的改革。隨著美體小舖的發跡，大自然被視為是肌膚保養品中的原料聖品。美體小舖的行銷策略是巧妙的避開產品效能，將宣傳著重在情感訴求和產品形象。「不論有沒有效，如果非洲或某個熱帶國家的婦女都用這個產品，那麼你一定得試試！」諸如此類的宣傳似乎就是美體小舖的標語。充滿異國風情的植物油既時髦又有趣，可以和乳液搭配，也可以單獨使用。你可以直接將植物油倒在皮膚上，效果還不錯呢！ 帶著一點嘻皮、披頭四、胡士托音樂節和廣藿香的味道。

不僅要迎合新興的消費者，美容業還要面對植物油添加在大量生產的乳液中，不如傳統礦物油來得安全穩定的問題，因此，美容業得仔細思考如何使用植物油和其調配程序。消費者要求大自然，但如何在產品製造過程中處理大自然並不容易。

1980 年代，攝取健康食品的概念興起。隨著 60 年代出生的世代成長，一場無聲的革命正悄悄進行。從前的嘻皮現在西裝筆挺，為許許多多的事情設立潮流。由他們這個世代延伸出的，從如今的電腦晶片，到具有療效的水晶飾品，無奇不有。投資人和董事會會員只想著如何從這批漸趨成熟且同時正將新式的消費習慣灌輸給他們的子女的消費者身上獲得最大利益。超級市場和食品業開始迎合他們的需要，走健康路線。今天，我們可以看見有機食品市場正以相似的腳步前

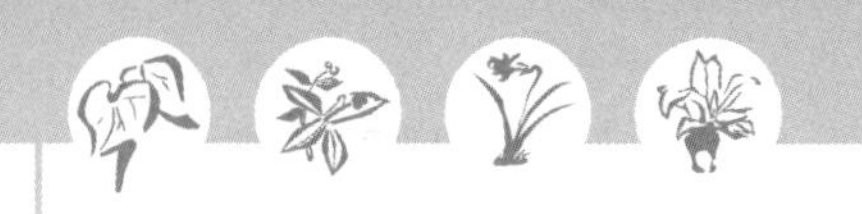

進；可是，一旦產品大量生產，品質就會下滑。

植物油開始和健康烹調飲食相提並論。炒鍋取帶了油炸鍋，地中海料理變得既時髦又健康。當弗萊迪・雷克（Freddie Laker）降低航空旅遊的價格時，英國和美國的一般民眾開始看到世界上其它民族為了感覺舒服所飲用的各式美食和擦在身上的東西。其中油類產品可是排列前茅。充滿異國風味的油，像是煮飯用的芝麻油、能讓肌膚滋潤光滑的椰子油、對心臟和經前緊張症有幫助的月見草油；更何況，「科學」亦表示這些油對你有益。能幹的商人將學者也拉進這個市場，充沛的研究資金很快使得食品科學家和生物學家隨處可見，致使另類開發家遭到排斥。這些科學家說得很對，你不需要穿涼鞋才能食用豆芽。如果你真要吃的話，就好好享用吧，但前提是你用了好的油來調味，並且在麵包上塗上多元不飽合的瑪琪琳。多元不飽合的瑪琪琳帶來了身材苗條、低膽固醇、健康心臟的世代。

只是好像沒有人將這個發明告訴對科學反感至極，反而相當支持另類療法的愛斯基摩人。這些愛斯基摩人仍然維持原有的胖胖身材，一樣地快樂健康（在此向所有住在北美洲西北角身材苗條的原住民致歉，這句話只是做個普遍的歸納）。脂肪和油的故事似乎被簡單化了。正當英國的科學家在月見草油的研究和經費上掙扎時，一些大型廠商突然開發了所謂神奇的 γ-次亞麻仁油酸（GLA），這種成分似乎對什麼東西都有益處，並且能大量地從琉璃苣籽油中取得。（一些行銷家不喜歡琉璃苣籽這個名字，而將其原本的德文名字改為藍星花（Starflower），這麼一改讓我和其他人在一番搜尋下才發現原來藍星花就是琉璃苣籽。）雀巢公司發現黑醋栗油所含的脂肪酸更多，所以便藉由這個機會生產出利賓納果汁（Rebina；一種黑醋栗果汁），不但在經濟上有了意外的轉折，更進一步地改善了全世界人的健康。

1994 年，全球植物油產量高達六千八百萬噸。但是，其中只有15%是用在非食用性產品。漸漸地，這些從植物中萃取出可再生且環保的原材料，將會取代石油化工產品。

芳香療法的成長

到目前為止，食物和化妝品是我們討論的重點，其實，成長最多的應該是洗潔劑（界面活性劑）和潤滑劑。這極可能是為具油脂類穀物的基因改造工程的原因。這項在英國大量提倡的科技，都要歸功於美國生產的植物油產量占了全世界的一半。雖然我們的主題是植物性，但動物性油脂仍占了美國食用油產量的 20%。基因改良過的大豆油、油菜籽油和葵花籽油已在市場上販賣，下一步就是荷荷芭油、椰子油和其他穀物的油品。植物油和它的經濟效應顯然已在全球社會意識中占了一席之地。

芳香療法就在這個植物油的舞台上竄起。芳療在 90 年代可真是獨領風騷。我認為英國對於精油及植物油在美容與健康方面的貢獻已經受到應得的讚賞和認同。芳療在遠東和英語系國家有著神奇的影響力，但在歐盟這樣的核心地區卻鮮為人知，這其中想當然爾是有政治因素。

首先，讓我們看看芳香療法是什麼。這可不是件簡單的任務，芳香療法的定義之廣，各門各派的看法皆不同，它已成為一個涵括許多不同療法的代名詞。芳療的足跡遍布在英國的每一個電視連續劇和廣播劇，其受歡迎的程度可想而知。你可以在英國國家廣播電台的連續劇「加冕街」（Coronation Street）和「東城故事」（East Enders）看

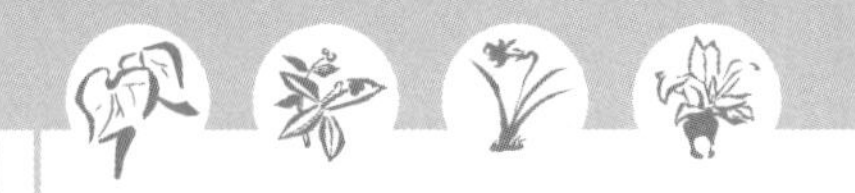

到芳療的愛用者，甚至在早期電視劇「阿爾契家族」（The Archers）裡，都有一個駐院芳療師呢！在室外廣告告示板上，香菸公司用了芳香療法一詞，各種各樣的產品，從咖啡到洗衣粉，都要與它沾上邊。如今，我們有芳療蠟燭、芳療空氣清香劑、芳療洗潔精和芳療肥皂。「芳療」已經是一個被過度濫用的辭彙，也成了一股短暫的風潮。所以究竟何謂芳療？它是怎麼開始的？它跟植物油之間的關係又是如何？

在英國，芳香療法實質上就是用已經稀釋精油於其中的植物油來按摩的一種治療方法。這樣的解釋其實非常簡化，但讀者卻能立即了解芳香療法與本書主旨的關係。

精油其實並不完全是油，它們是各類植物、花卉和香料中所釋放香味的物質整合，包括柑橘類果皮散發出來的香氣，是許多傳統祕方裡治療感冒和肌肉酸痛的良方。這些物質是利用蒸餾法從原料中萃取而出；在蒸餾的過程中，它們隨著水蒸氣轉移到另一個容器中，一同經過冷凝再度液化成液體。由於這些物質會浮在水上，如同油浮在水面上一般，因此中古世紀時，它們被歸為油類。其實它們的化學成分並非油脂。為了有所區分，科學家稱它們為揮發油（volatile oils），本書的主題植物油則被歸於固定油（fixed oils）。揮發油會蒸發並消失在空氣中，固定油則不會。可以試著在紙上各滴一滴揮發油和固定油，就能看出它們的不同。

精油的品質有許多爭議。現今市面上零售的精油，品質大多不良。精油是天然產物，因此精油的品質會因季節、生長方式、生長過程和原產地而有所差異。用葡萄酒的品質做比喻，是再恰當不過的了。精油的品質取決於香氣、濃度和活力，品質最好的精油通常只能透過郵購才能向專門廠商購買；即使價格高出兩倍，購買最高品質的精油仍是挺划算的。畢竟，你要買的是香味！

好的精油只需要一半的劑量就能散發出兩倍的香氣，非常符合經濟效益，所以何必購買便宜卻沒啥香味的精油呢？

在英國，芳香療法崛起於二次大戰之後，而且有好一陣子，精油似乎是貴族、富豪和名人私藏的祕方或療法。1980 年代中期，幾個事件造成了精油業的改變。首先是羅勃・提莎蘭德（Robert Tisserand）出版了一本革命性的書籍《芳香療法的藝術》。英國米得蘭鎮的一名教師，雪莉・布萊絲（Shirley Price）開始教授關於芳香療法的課程，並向美容業者銷售一系列全功能的產品。美體小舖很快就看到了這個新興玩意的潛力，即刻抓住這個機會，開始販賣一系列不同的按摩油。

我的第一瓶精油就是在美體小舖買的。當時我和我的太太正在英國詩羅普郡騎馬度假，由於長期缺乏運動的關係，我全身酸痛，簡直無法行動。在美體小舖，我發現了一排看似有效、令人興奮又有著異國風味名稱的小瓶子，於是我買回家泡澡，效果還不錯。過了一陣子，我才知道原來美體小舖的精油其實加了像是甜杏仁油的植物油稀釋，所以濃度只有 3%。那瓶油可是我生平買過最貴的甜杏仁油，但成效還可以。由於沒有使用說明，我將整瓶油都倒入浴缸裡，還好那瓶油是稀釋過的，如果是純精油，可能就危險了。消費者在購買精油時需要一些教導，才知道如何安全使用精油。再進一步說明，泡澡時大約只能滴入七滴精油。

美體小舖對精油業還有另一個影響——它訂定了精油在英國市場的零售價。因為美體小舖等於是市場的先驅，其他精油業者只能跟隨

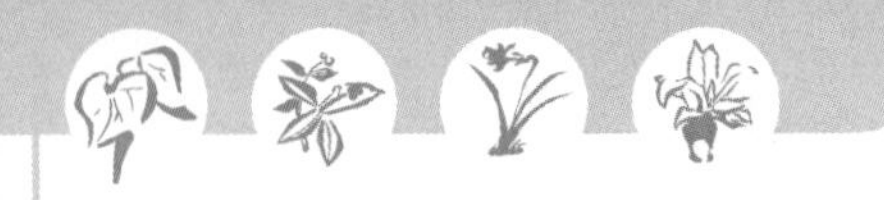

它的腳步。在不知道美體小舖的精油是經過稀釋的情況下，美體小舖的競爭對手以它的價格來設定純精油的價格。為了能夠低價販賣，市場上便充斥著許多非常低品質的精油。

由派翠西亞・戴維斯（Patricia Davis）所領導的倫敦芳療學院可算是芳香療法的最大推動力了。這所學院具有獨特的風格，它的優勢是不銷售精油，和許多後來成立的學院不一樣。戴維斯女士只透過地方研討會與函授課程進行教學。她著重自由表達，甚至認為按摩是一種藝術型態；她提倡的道德是強調整體全人主義。戴維斯女士發行了一本芳香療法期刊，她所創立的倫敦芳療學院是世上最大且最有影響力的學校之一。很多戴維斯女士的學生畢業後皆致力於創立與塑造芳療世界；因此，倫敦芳療學院將芳香療法帶給一般大眾。

法國有一門醫療系統稱為芳香療法（Aromatherapie）。這門醫療系統雖不普遍，但是有一時期還頗為流行。它使用精油，但方法非常正統。它與英國的芳療應用極為不同，很可惜的是，很多關於精油醫療效果的資料都是從別處借用的。那些想要使芳香療法更科學、更具臨床功能、或是更專業的人，通常是先諮詢法文醫科教科書，然後則是化學教科書。這種做法，完全忽略了英國芳療傳統所提倡的精油療效，開始與許多醫療權威有所對抗。這種做法也讓法國有機會在這門重新發現的療法上，以先驅的姿態，得以統一歐洲的相關法規。直到二十一世紀初期，你才能開始在法國美容期刊上讀到人們現在才注意到芳香療法是市場的新寵。法國並沒有在美容業推廣精油的使用；相反的，法國的消費者必須透過合格的醫師或芳療師，才能以口服或肛門栓劑的方式使用精油。這樣的法規，使得法國的美容業者在化妝保養品中運用精油的活性成分上，一直停滯不前；更別提按摩或是植物油的應用了！在英國，正統的芳香療法是非常不同的，它著重的是藉由身心靈的放鬆、享受、健康、運動，和環境中散發的香氣，達到基本人權與選擇的自由；這與維持醫療的正統性和醫師的專業地位完全無關。

植物油是藥物學本質的一部分，亦是芳療師的必備品之一。尤其是在英國，植物油被提倡為精油用在按摩時的媒介油。在大西洋的兩岸和日本，許多關於芳香療法的書都倡導利用媒介油稀釋精油。油壓按摩療法成為受最多芳療師接受的治療方式。精油和植物油的相容性甚高，能夠輕易地被植物油稀釋。精油喜歡和脂肪、奶油和油脂在一起；而事實上，精油與植物油的關係，就如同馬兒和牠的馬車一般。

「媒介油」（carrier oil）一詞，其實貶低了隨處可見的植物油的實用價值和其背後的特性。營養學家從很久以前就發現油和脂肪對人類飲食的真正價值。那些從事肌膚保養工作的芳療師，更應該能體會和欣賞每一種油都具有針對不同膚質與問題的特殊治療效果。不同的植物油具有不同的功能，每一種都有其特性。芳香療法是開發植物油的先鋒，並藉由幾種方式，大大提升了植物油的聲望。

1990 年代，芳香療法成為時尚雜誌社記者的寵兒。這些記者常說自己是壓力大、老是馬不停蹄的一群，可想而知，他們很快就對芳香療法上癮，因為芳療乃是最好的放鬆療法。這些雜誌社記者強力鼓吹芳香療法，並以自身的使用經驗為芳療背書。這可是極端不尋常的。就在化妝品公司無力而為，香水廠商又不想插手的情況之下，一批新的公司就此誕生了。

品木宣言（Origins）是這些新興公司中最早上頭條新聞的其中之一。我本人很榮幸的能夠幫助泰莎・哈瑞斯女士（Tessa Harris）成立

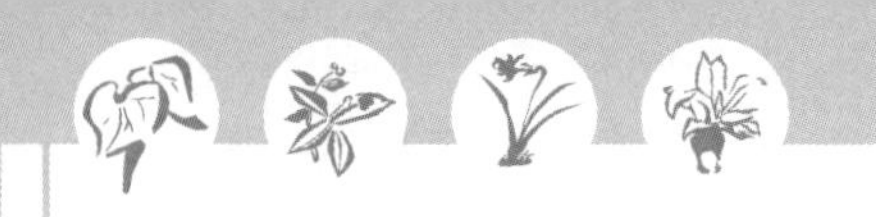

品木宣言；哈瑞斯女士的背景是行銷，她有著一股要做就要做到好的熱忱。品木宣言在店面裝潢上一切從簡，所有的裝潢都是天然材質，店裡採用大量的燈光、日式宣紙、西洋橡木、大理石和石膏。品木宣言造成前所未有、超時代的轟動。她的產品皆是使用高品質的純天然乳化劑，為乳膏、乳液和乳霜的品質，訂定了新的標準。最新鮮的是，品木宣言有一系列純正芳療用品、香水和用於按摩的植物油。品木宣言認為教育消費者是主要關鍵，於是在店內放置了幾種免費手冊，幫助消費者了解使用天然產品的好處。

雅詩蘭黛買下品木宣言後，就關了英國本店。從它的幾款化妝品中，仍然可以察覺到品木宣言的原始創意。在這當中，芳香療法和植物油一起寫下了重要的一章。從 Elemis 品牌的興起，能夠看到一個優秀品牌對芳香療法專業態度的執著。仔細察看愛樂迷思的療程，可以注意到植物油在療程中的應用，在它的產品中亦可找到植物油、精油和其他活化劑。愛樂迷思認為植物油本身就是活化劑，並不是填充劑。如果像愛樂迷思這樣優良的品牌都提倡植物油的價值，就表示植物油必定十分有益處。

油和脂肪不如精油來得有魅力。事實上，它們的確缺乏香氣和登上時尚雜誌頭版的光芒，但它們可是自古就存在的。無庸置疑的，「油脂」一詞正如「媒介油」一樣，帶著負面作用，非常不入時、不刺激，也非常無趣。

這樣的形象其實跟真相差很多。油和脂肪其實有著出人意外的效益，對任何關切整體全人身體治療的人，是基本的成分。正如之前提過的，油和脂肪實際上可是許多處方和昂貴療程中的基礎或活化劑。

整體全人治療的格言是「整體大於部分的總合」。任何一位治療師，不論是從事身體、肌膚、或是芳香療法，要是自稱為整體治療，就應思考這句格言。這句話表示要接受在化學分析之外的領域。它不僅是口號而已，整體全人治療要求的不僅是全人的觀點，也是對天然物質應用上的方法與了解。

將不同物質放在一起可以產生綜合效應，能做的比書上記載的還多。植物油的調配是藝術，也是技巧，要達到正確的組合與效用並非易事。學習化學成分與應用雖然需要時間和精力，但是它的成效卻能帶來極大的獎勵。

Chapter 2 脂肪與油類的起源

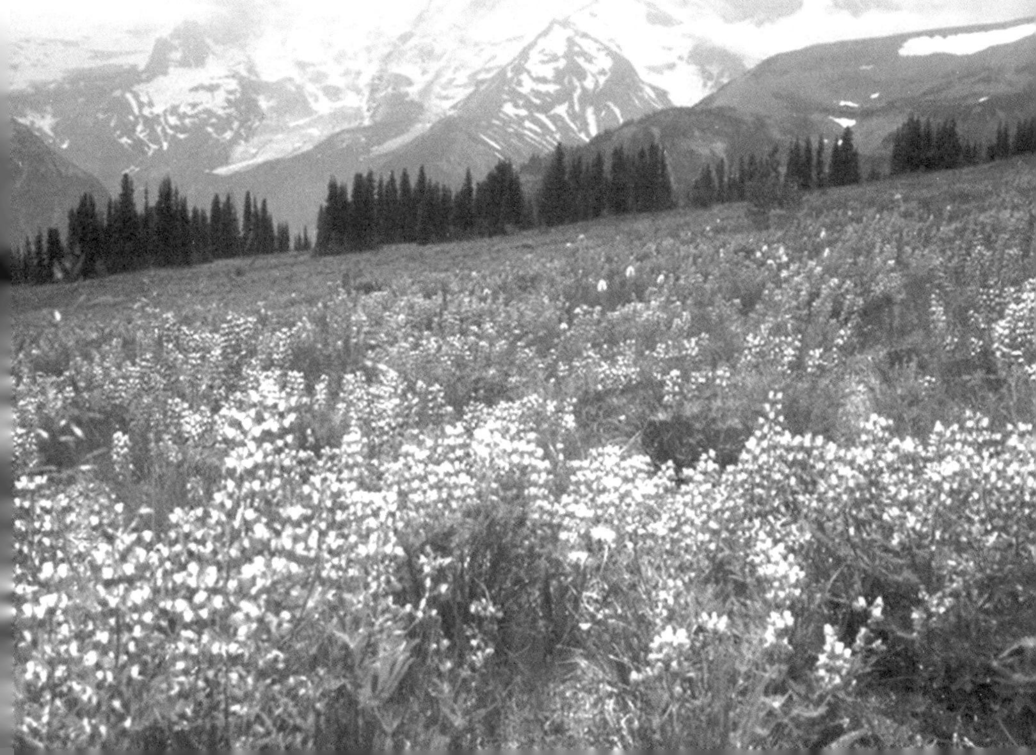

天然形成的脂肪可分為動物性脂肪與植物性脂肪，本書主要探討的是來自於植物性的脂肪與油品。先把道德的問題暫擺一旁，這並不表示動物性脂肪和魚油沒有任何好處——它們的確具有很多益處，但是動物轉化物質對大部分的人來說沒辦法有利於身體按摩的工作。動物性脂肪與乳製品對於身心健康的益處或優缺點與飲食攝取有關，跟按摩並沒有關係。

還有許多人工合成或製造的油品、蠟質、潤滑脂，以及惰性的石化油或礦物油，這些都是化妝保養品中常見的配方成分；甚至連蜂蠟都有人工合成的。我們真的需要這些東西嗎？只有我們不打算花多點錢買真的，或只想以便宜的價格獲得它們的時候，才會有這些東西的市場出現。然後就會面臨到可再生資源以及我們每個人為大自然所付出多少代價的問題。

一般來說，自然療法或整體治療師（natural or holistic therapists）應該都偏好使用來自植物界的油脂。可惜的是，通常按摩治療師（massage therapists）為了講求潤滑度，仍然使用最廉價的油品。這裡的廉價指的是沒什麼價值以及／或礦物油，所以當你去按摩的時候應該先清楚用在自己身上的是什麼東西——你會希望自己下次去按摩的時候，身上塗的其實是一層機械用油嗎？

油脂來自於堅果及種籽。樹木、花朵、果實，任何一種會開花結果的植物都可以。堅果的定義是：「通常具有一層木質外殼，乾燥且裡頭只有單顆種籽的未開裂果實。」簡單地說，想像一個被硬殼包住的果仁，例如杏仁、胡桃以及榛果，這層保護的外皮或外殼就是大自然保護種籽或果仁變質或酸敗的方法之一。去過殼的堅果對一般消費者來說，可能會比用核桃鉗容易得多，但是如果考慮到營養價值的時

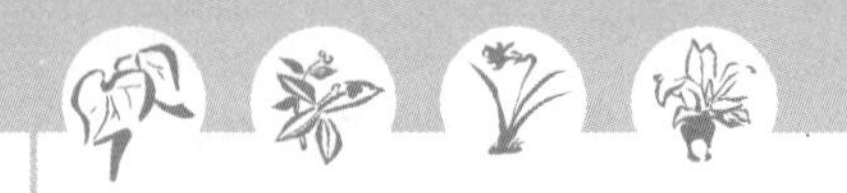

候，則不見得會是最好的選擇。

種籽有各種形狀及大小——有圓的、大的、小的、有硬殼的、有翅膀的等等。但是它們究竟是什麼東西？我們必須明白一件很重要的事，那就是植物是由光製造出來的；事實上，植物本身透過陽光與光線成行，到最後我們看見，一片葉子其實並不只是一個陽光的收集器而已。植物透過光能，利用簡單的醣類分子提供自身吸收與轉化其結構性成分時所需的動能，進而構成本身的形體。纖維素就是眾所皆知的那個給予職務形體與結構的「醣類分子」，它就是形成「木材」或是讓植物直立挺拔的「東西」。

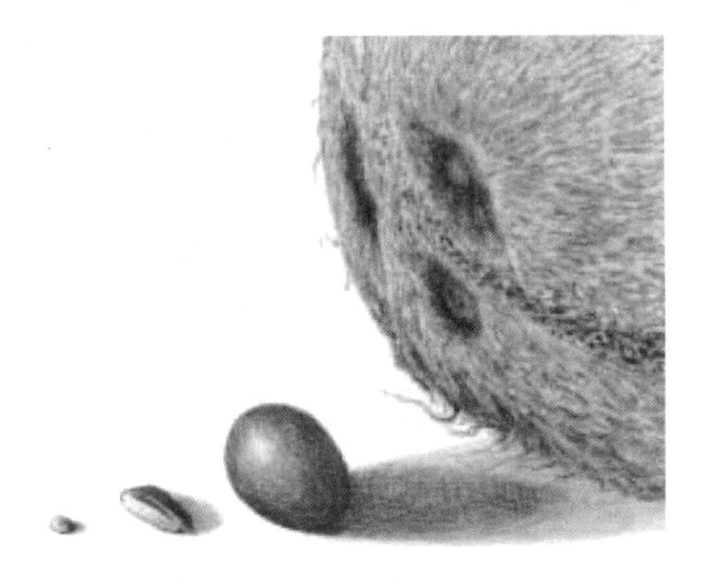

圖 2.1　各種不同大小的種籽（芝麻、向日葵、橄欖、椰子）

要知道植物是什麼東西並不容易。植物的存在有什麼目的嗎？它只是負責餵養我們、擁有美麗的外觀、然後交換氣體而已嗎？它究竟是具有神聖意義或是演化意義呢？植物無庸置疑是種活物，但是何以見得它是活的？《植物的祕密生命》一書針對這個主題進行探索，並且幫助我們看見教科書裡化學知識以外的，植物世界的真實面。這是一本值得看的好書，並且針對關於我們所處的這個物質世界提出了許多發人深省的問題。

我們可以觀察到並且接受植物生命的推動力其實在於開花結果，以維持本身品種的存在，所以在本質上，植物假設的生命力是針對著本身的繁殖力或再生能力。植物的型態、它的潛能，統統容納在種籽裡；同樣地，植物的生命力也容納在種籽裡。我這麼說是什麼意思呢？

要不是生長背後有那股驅動力在作用，任何化學基因密碼都不具任何意義。我們都知道若給予一顆種籽良好的生長條件，它就會發芽。但這並不是什麼絕對的化學作用。環境條件的確適合發芽過程啟動，但是啟動與否是生命本身的事情，是與生俱來的驅動力，這種能量或力量有著各種不同的名字，但它的確存在著，不論信神者或無神論者皆不可否認。這股力量源自於植物的胚芽；見圖 2.2。

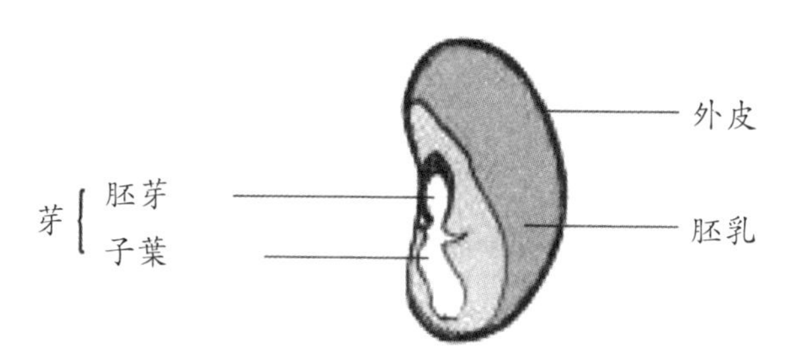

圖 2.2　種籽的內部剖面圖

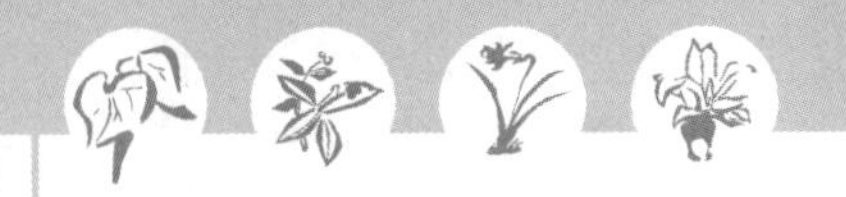

當我們吃著帶有胚芽的麵包或穀類時，那麼我們正在攝取著生命力的養分。種籽的其他部位也扮演著不同角色。舉例來說，種籽外的堅皮或莢形成了一個保護層，穀類食品在經過研磨時，我們稱該處為「糠」。

一開始種籽會抛出兩片特殊的葉子，稱為「子葉」（cotyledons），也就是所謂的原葉（proto leaves）。在此同時，它也會伸出第一根根或主根（taproot）。倘若把種籽倒過來種，它還是會試著回到正確的位置。種籽天生就是註定要尋找光源及水分的。

小小的根迅速地尋找濕潤的泥土，並開始一連串生物作用的交換活動。根部會將醣分子與弱酸分子釋放到土壤裡去溶解並供應本身所需的礦物質，同時維持與其合作共存的微生物與細菌得以生存。

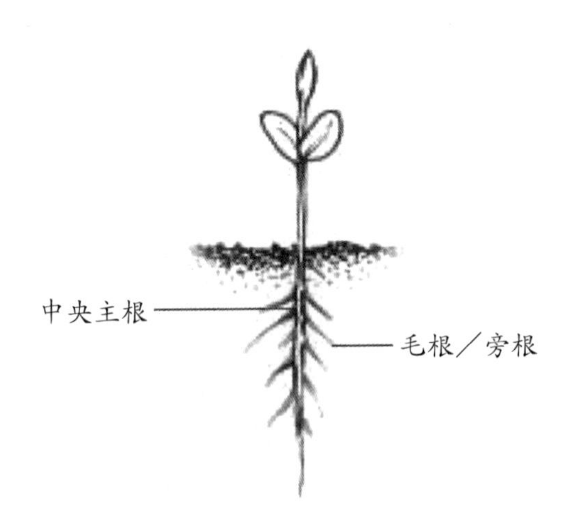

圖 2.3　植物秧苗在地上與地下吸收並釋放各種物質

既然我們能給堅果一個定義，那麼種籽的定義又是什麼？它被定義為「成熟、已受精的植物胚珠，由一個胚芽（embryo）及其周圍的儲存養分所組成，並且被一層保護的種籽外皮包圍著」。這個定義也可以套用在堅果身上，而且事實上，種籽和堅果其實是一樣的東西。兩者不同的是人們對它們的認知，而非實質上的差異。我們都是拿堅果來吃，拿種籽去種植物。豆子其實就是種籽，豌豆也是種籽，而椰子也是種籽。

對堅果過敏的人可得對這事多多關注。這種情形就像幾年前對牛奶過敏一樣，現在已經成了一個重要的問題。內臟的過敏反應據說是因為某種酵素有問題或短缺所導致。過敏反應似乎很跟得上潮流；有沒有可能是因為我們整個體質上的改變呢？有沒有可能這些過敏反應是因為我們一直不斷地干擾著植物的繁殖與栽培方式才造成的？為什麼這些已經照顧人類幾千年的普通食物竟然在二十世紀末與二十一世紀初的交界突然產生了過敏的問題？一定有什麼東西被改變了，而且是迅速地改變。除草劑、殺蟲劑可能是主要原因；或者也可能是加入食物鏈的荷爾蒙或其他添加物所造成的。或許我們該想想主要的污染源。我們那群靠打獵和採集食物維生的祖先們得靠堅果與種籽幫助他們度過冬天，它們是祖先們的主食。這樣的思考點可能無法克服某些人所經歷的真實問題，但至少能促使我們更進一步地去看待這些問題，而不是反過來責怪堅果們的不是！我們不能單純地容許政府與醫療界的陰謀來警告我們像堅果這類生食的危險，並且將一切責任歸咎於大自然。明智的人應該想要知道究竟是什麼改變了我們的大自然，包括身為人類，卻正一手摧毀自己幾千年來安享食物經驗的我們。

植物油在體外造成的反應也時有所聞，但是並不常見。如同之前所說的，堅果和種籽基本上是一樣的；所以假如有人只會對其中一種

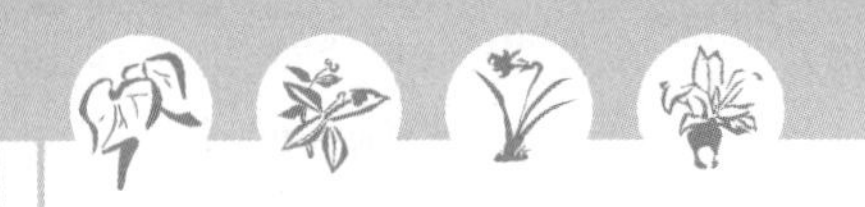

產生反應，就應該好好研究一下真正的肇因為何。可能是身心失調的問題嗎？可能是該種油品質不良、氧化了、或含有毒素或其他具侵略性的成分，例如一些化學殘留物？各個層面的問題都應該考慮進去，我們便會明白，只有最優質的油品得以用在人體保養上。

堅果和種籽是脂溶性物質的大倉庫，因此假設殺蟲劑或除草劑的結構裡含有親脂性的分子，它們也很容易會含有殺蟲劑或除草劑的殘留物。因著車諾比核能電廠爆炸事件的餘禍，堅果也可能會有過多的輻射線含量。所以我並不意外堅果裡會出現少許的殘留物含量，這些物質只要一點點的量就能導致人們產生敏感反應。農作物裡的每一種化學物質都要測量出個別的安全含量。我們應該留意所謂的雞尾酒效果，種籽和堅果是即將生長的植物所有養分與能量的儲存中心，任何脂溶性化學物質都將被儲存於種籽或堅果內。

「生長」從何來？

一顆種籽或堅果裡包含了生命之芽、植物存在時的樣貌以及負責繁衍目的的 DNA。基因組計畫（genome project）已經教導我們大自然中可能存在的變異性與多樣性不單只是 DNA 控制的，真正的解答仍未揭曉。一旦各方面條件都齊備時，生長就必然會發生。生命本身是一種物質化的科學迄今依舊無法完全理解的驅動力，要啟動這種生長力，堅果與種籽必須具有完整或是儲存足夠的能量。

生命力不一定是一股力量，每一顆能發育的種籽本身都含有一個燃料儲藏室，植物在剛開始的幾個小時之內需要靠這種燃料，同時讓自己成為一個受光啟動、靠著澱粉與醣類運作的有機體。它所消耗的儲存燃料也源自於太陽，這個儲存的燃料就是植物脂肪與植物油，這種基本能量場在植物最初的生命力啟動了植物的新生之後會繼續維持自身的成長。儲藏室的品質與大小在某種程度上決定了植物能否順利生長發育，植物油及脂肪於是就擁有了珍貴的動力與個別特性。厄爾（Liz Earle）在其書中稱它們為「生命之油」（vital oils）。我完全能理解他在這其中所表達的熱愛。

正如之前所說，葉子是陽光的收集器，負責收集陽光的能量以啟動光合作用，藉此讓光能進入並儲存於植物細胞內，從水分子中把氧氣分離出來。直到第一片葉子成型之前，植物必須靠著體內的儲存能量——儲存於種籽或堅果內的脂肪——作為它的推動力和燃料。當然，脂肪與醣類分子比較起來，是更為集中的能量儲藏室。從飲食的觀點來看，也就是指我們所說的卡路里或是可產生的熱量。大部分在減肥的人都對這種能量計量十分熟悉。100 公克的葵花籽大約含有 300～330 卡的熱量；另一方面，一顆 100 公克重的馬鈴薯，其中都是澱粉或又稱為慢分解的醣類分子，所含的熱量卻只含有 90 卡。種籽與堅果的潛在能量是非常驚人的。

更深入地來看，在實務應用方面，許多治療師們都發現植物油比他們想像中更為有效。有些治療師同意這是治療師與顧客或患者之間的互動所造成的結果，其他治療師則假設任何結果都只是安慰劑效果（placebo effect）罷了。這個「完整種籽」的想法使我想起了有關於順勢療法（homeopathy）的爭議以及關於水的記憶能力的概念。種籽同樣也具有那樣的記憶能力，植物的潛能或存在的目的是如此真實地存在。實際上，植物將會形成一種生命本質，讓自己成為一個有效的電場。植物不只是形體與物質層面的東西，而是像我們一樣，擁有「電能」的特性與能量潛力。當然種籽的生物量如果好好地經過處理

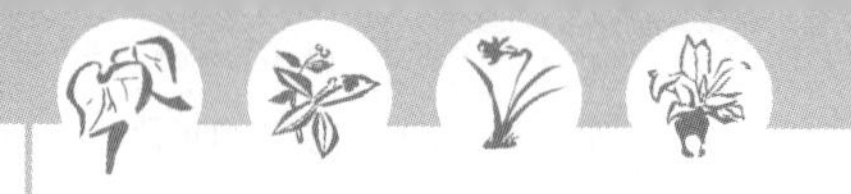

的話，能產出超乎我們預期的、甚至是整株植物的完全潛能。這個道理似乎與過去的經驗頗為符合。這是個奇特的想法嗎？是的，但卻是帶著實際經驗的奇特想法。植物雖自土壤而生，卻是純潔陽光的產物。

脂肪與油類的價值

對一個芳療師來說，他／她應該對於精油與其調和的「媒介」之間的關係有所了解。精油能溶於「媒介」油中，但是除此之外它們之間還存在著一層象徵性的關係，雖然英國的治療師們懂得這一點，其他地區的人卻鮮少知情。對於這項嶄新又受大眾歡迎的芳香療法存著商業意圖導向的提倡者與作者們都將重點放在精油身上——這也是他們能最快獲取最多利潤的領域；但他們往往忽略了媒介油同時也身為活性物質的事實。

事實上，植物油能夠在不加精油的情況下使用。植物油是芳療師所使用的基本工具之一，並且應該多加被運用及體會。

假如英語系國家的確已經在芳療界產生出一種新的「傳統」，那麼這一切都應該歸功於東方，甚至非洲的醫學或保健與美容療法，數千年來，那裡的人們一直非常重視油式按摩所帶來有益身心的好處。觸碰的本身就具有顯著的功效，就如同軟性組織調整（soft tissue manipulation）及整骨療法（bone setting）一樣有效；還有些特殊的按摩方式，例如淋巴引流按摩；之後當然還有每位媽媽都會替自己的寶寶進行的親子按摩。按摩是芳香療法中最有效果的使用方法，有效的按摩通常需要一種潤滑油以降低摩擦力並且給予滑動感，按摩與潤滑油兩者之間的關係是絕對密不可分的，所以應該要用同時能給予被按摩者身心益處的潤滑油，這是民間傳統中的基本原則。

其中一個民間傳統的例子來自於非洲西海岸，那裡的乳油木果樹的乳脂可算得上是十分好用的萬用油脂。打從當地人有記憶以來，乳油木果脂就是傳統醫療中不可或缺的必需品。據說埃及豔后特別將它進口到國內作為她的化妝保養品用！蘇格蘭探險家帕克（Mungo Park）是第一位記錄了乳油木果脂的特點的歐洲人，但是北非當地的文化裡卻早在十四世紀便有相關記載。

在 1940 年間即有記載，凡是使用乳油木果脂作為潤膚劑和護膚劑的地區居民，罹患皮膚病的機率遠比其他地區居民要少得多。對於一些熱帶區域國家來說，各種不同的皮膚問題都算是家常便飯。乳油木果脂的化學組成其實並不複雜，它要不是具有不為人知的特殊屬性，就是擁有促進皮膚疾病抵抗力的能力，不論哪一方面，它都有很好的效果。大家都知道使用乳油木果脂能讓肌膚柔順滑細，並且市面上最優質的乳霜裡都摻有這個成分；它也是減輕風濕症的傳統處方，表示它具有消炎的特性，這再再顯示了乳油木果脂的價值遠超過其本質上的平凡。天然乳脂的處理過程可能會導致正面或負面的效果，並非所有的油品與乳脂都如同它們看起來的樣子一般，甚至可能與傳統或天然的材料大相逕庭。

可想而知，不論是乳霜還是香膏，乳油木果脂也是品質較好的專業芳療基質產品的基本成分。一直以來，執業中的合格芳療師們都給予這種珍貴的材料極高的評價，也明白基質中富含這種油脂的按摩霜或按摩軟膏能迅速有效地釋放出其中的活性成分。某些實驗結果顯示這類乳霜的效果比一般乳霜或石蠟基質的產品高出 24%。

正如同大部分的物質一樣，原始質材的品質對於產品的潛在活性而言極為重要。將符合生態保護原則的商品、那些來自傳統貨源、機

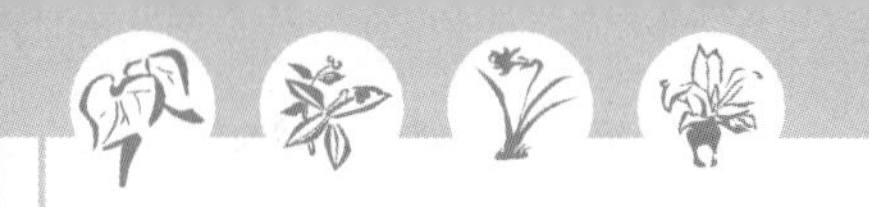

械壓榨和消費者心目中所認定的「天然」商品，以及那些透過溶劑（己烷）萃取法取得的工業產品擺在一起，將會產生不同的效果。有時候價格會反映出它們之間的不同。

不幸的是，許多芳香療法學院只想試圖掩蓋這個植物油的重要話題，一部分原因在於資訊不足，但我相信另一部分原因也和商業利益有關。許多學院及講師本身就在販售精油，從表面上看來，這類交易的本質好像很單純，但事實卻非如此，因為許多人已經知道他們的進貨成本為何。油脂類商品的交易更為複雜，這其中需要大量囤貨與適宜的氮氣儲藏條件。儲存、囤貨量和出貨量的問題不斷令許多商家到後來只能選擇關門大吉。最近我拿到一瓶來自某間以價格低廉聞名的廠商的有機甜杏仁油。可惜呀！就和學生們猜的一樣，那瓶油已經壞了，味道也變了，根本就是浪費錢。有機或任何其他品質標示都不一定能保證最佳產品品質，購買者必須抱著客觀並實際的態度選購。

烹飪用油通常與可食用油劃上等號，而且品質並未受到妥善的評估──學生有時候被迫跑去買超市架上的油，沒有人告訴他們原始植材與油品加工過程的差別會產生何等不同價值的產品，這些都會影響最終的品質與效果。油的品質應該以該種油是否適合用來達到某種效果或目的來定義。這樣一來，同一異種或品種的油，其品質則按照最終的使用目的而有所不同。先決定使用目的是什麼，然後再去定義油的品質為何。燈油或已精煉的烹飪油都有其存在的意義，就和按摩油一樣，這兩三種油在某種程度上可能會出現功能性相互阻礙的機會，但它們各自在價值、製造過程以及效果上確實是完全不同的。

植物油有很多種，所有油種都各自具有重要的特性，有些植物油能以其營養方面的效果用來內服或於體表敷用。真正的芳療師對於他們所用的植物油應該像對精油一樣地瞭若指掌。如果要給予飲食方面的建議，芳療師應當牢記並不是所有的油都是可食用的，必須要清楚明白所用油品的品質為何。

假如你對這些仍然感到有些不確定，讓我們從歷史的角度看看精油的使用與萃取方式。我並沒有確實的證據，但總而言之我比較支持蒸餾法是在史前時代就被發明的說法，而這種技術曾經失傳。我們較能確定的是到了希波克拉底的年代，大約是西元前 450 年，芳香保健與美容保養的概念，也就是我們現在口中所謂的「芳香療法」，才被廣為使用。很有可能他的希臘式醫學觀點其實是來自於前亞述人，甚至也有可能來自於亞歷山大大帝時期從印度或中國取得的典籍資料。

到了迪奧斯科里斯（Dioscorides）時期，大約在西元 60 年時，藥草／芳香療程及療法才出現較為完整詳細的資料系統。羅馬的醫學基本上對希臘醫學重新做了評估。羅馬的御醫蓋倫（Galen），是當時醫界裡最有名的醫生。我們將這些治療方法視為傳統西方醫學的根源，但羅馬帝國並不是百分之百的西方文化，它也曾向東方拓展過疆域。我們幾乎都忘了像君士坦丁堡、拜占庭這些地區，在羅馬帝國後期深深地受到中東世界的影響，到最後臣服於伊斯蘭教的統治，這也正是我們開始發現有關於使用蒸餾法的紀錄的時候。

一般說來，大部分的人都將蒸餾技術歸功於阿比西納（Avicenna），並且經常誤認為他是一位阿拉伯人。事實上，他是來自於中東地區的塔吉克族人（Tajik），並且和當時的大型學校及布卡拉（Bokhara）與撒瑪爾罕（Samarkand）等城市有所關聯。

讓我們將重點放回蓋倫納有效又芳香的藥草療法來。它們和我們現今所認識的酊劑不一樣，使用的方法也和大多數現代的藥草治療師

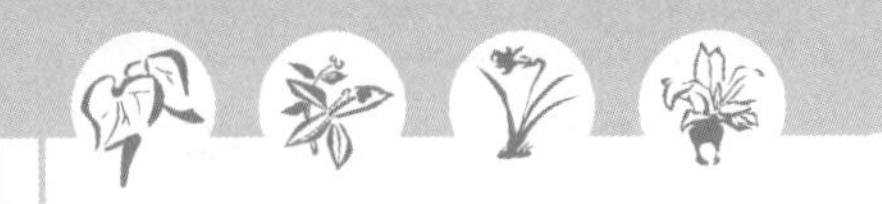

不同。它們的確將香氣四溢的酒和醋拿來飲用並作為推拿劑（frictions）。當時一定有這些藥草的煎劑、釀製酒以及精華水，但問題是羅馬人其實並不怎麼喜歡喝藥草茶！

浸泡油或藥草油

要了解植物的萃取方法及實際過程，最好的辦法是研究那些延續至今的傳統社會。我們從這些社會中發現，當某種新鮮藥草缺貨時，最常用的溶劑或藥劑便是用來製造藥草油的浸泡品或脂溶萃取品。舉例來說，在非洲，人們常將羊的脂肪作為萃取用的溶劑，他們將某一種藥草放進羊脂裡浸軟後，再往身上塗抹。我見過許多當地的藥師或巫醫都有儲備這些藥劑，有些聞起來的確不怎麼樣，但是據說人們都說這些「芳香軟膏」很受歡迎，效果也好；來自斯拉夫或甚至斯堪地那維亞地區國家的人，對於在身上塗抹摻有藥草的熊脂或鵝脂的傳統習俗頗為熟悉；在撒克遜時期，甚至連奶油都能作為香藥草的溶劑；直到今日，像是大蒜奶油這類常見的香草奶油也並不會令你感到陌生。當然在氣候比較溫暖的地區就不需要用到動物性脂肪，他們用的是更好的溶劑，換句話說，就是植物油——主要是橄欖油。

你會發現我們已經繞回原來的主題。的確，傳統或經典的芳香療法一直都是運用透過植物油或油性物質，從植物裡萃取出的芳香材料，這其實和利用蒸餾萃取精油的芳香療法是一樣的。不論如何，精油都不應該和與它們相親的植物油分開。

我們稍微花點時間想想傳統的程序。某種油性物質，比如橄欖油，與一種治傷的香藥草加在一起，例如聖約翰草（Hypericum perforatum），然後讓整瓶混合油放置在陽光下浸泡幾個星期之久，最後，瓶子裡倒出濃稠、鮮紅、帶有辛辣香氣的油，之後再加以簡單過濾，瓶內剩下的藥草殘渣則倒進堆肥裡，回到大自然的循環當中。過程中，植物透過浸泡的方式，不但釋放出了精油成分，也釋放出了其他脂溶性物質。請注意，聖約翰草的精油是很難透過蒸餾法萃取得到的；它本身的精油萃取量就不高，它的精油價格非常昂貴——平均一公斤要好幾百英鎊。另一方面，浸泡法的程序簡單，並且能生產出較為便宜、立即可用、而且效果顯著的治療用油。

今天，我們稱這些油為藥草油或浸泡油，這些藥草油或浸泡油最有可能是蓋倫和他的醫學前輩們行醫時所使用的主要醫療資源。再想想早期埃及的莎草紙卷上所記載的藥膏和軟膏——全都是以油脂萃取的型態製成的。直至今日，這些萃取方法在非洲都很常見。

根據這一點，我們再回到之前的聖約翰草萃取液（H. perforatum）。這種傳統的製造方法與蒸餾法相較之下，究竟有什麼更高的價值或優點？其實優點還真多。由於溶劑的本質，萃取出來的不只是精油，還有各種其他脂溶性的物質，比方以微量吸收的脂溶性維他命、蠟質，以及其他高活性的化學成分。

直到這裡，我們所談的邏輯都很清楚，而且我能確定你能明白在執業場所、家裡、或是美容沙龍裡使用這些萃取油所能帶來的好處。當你能從這種傳統的方法獲得相同療效的時候，何必還需要在植物油裡加入昂貴的精油呢？精華本身的用量並不重要，重要的反而是它能產生的效果。在植物油裡添加精油當然有其重要的原因，而這些原因往往和香味質感有關，但至少非主流的香藥草油也應該多受到重視。我相信你在接下來的幾年之內就會發現化妝保養品以及藥品裡將出現愈來愈多這些成分。

Chapter 3 什麼是「油」？

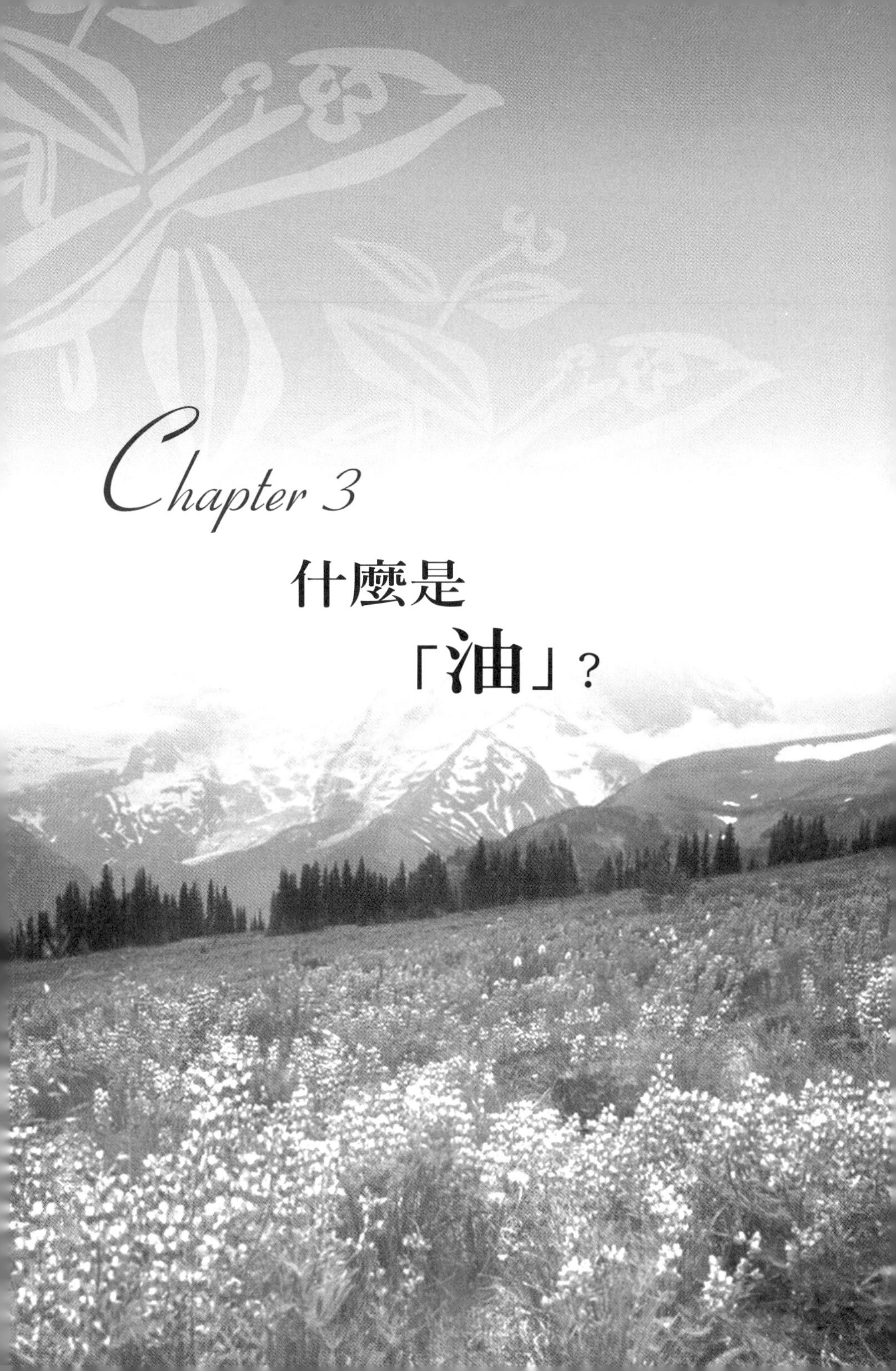

我們現在回到問題的重點。植物油或植物性脂肪本身在療程中究竟有沒有任何貢獻？這個答案很複雜，而且必須對於油脂的製程技術有相當程度的了解才能回答這個問題。直到目前為止，你可能已經了解什麼是脂肪、脂肪長什麼樣子等等——但是，說真的，「油」又是什麼呢？你知道植物堅果內所儲存的是脂肪而不是油，但事實上真是如此嗎？

基本化學概念

從化學的角度來看，油和脂肪並沒有什麼不同，頂多就差在溶點溫度而已。舉例來說，椰子油在北歐地區的平均室溫下是呈現固態，只有在夏季期間才會從固態脂肪變成流體物質。

我們並不需要太深入了解脂肪的化學知識，但是我們應該了解最基本的要點。本書並非化學教科書，所以以下的內容應該只用來幫助我們了解，油為什麼是生命存在的所需與帶來助益的東西。如果需要更深入的資料，應該去書店找一本有關脂肪的化學教科書來研讀。

植物油是含有碳、氫及氧分子的有機化合物。油類與脂肪之間主要的差別就在於它們所含有的脂肪酸種類及數量的不同，脂肪酸屬於連接著稱為羧基（Carboxyl group）的長條碳水化合鏈（我們稍後會談到羧基）。我們將進一步了解的是稱為三酸甘油酯（triglyceride）的中性脂肪，人們現在給了它一個新的名字叫做 triacylglycerols，但是這個名字的使用目前還不普遍。

「脂質」（lipid）一詞囊括了脂肪與油類。它可能有著華麗的名字，或是極富科學意味的名字，而在大眾刊物裡，這些名字基本上都是一樣的。然而所有的脂肪都能理所當然稱為脂質，但並非所有脂質

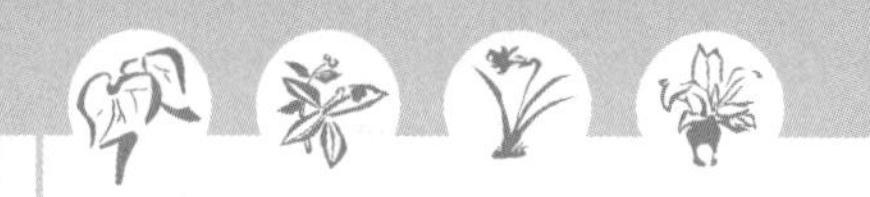

都是真正的脂肪，有許多與脂肪相關，或存在於脂肪中的物質都具有無法與水混和或無法溶於水的特性。在決定某種物質屬於油類與否時，後者特性是一種簡單但卻非永遠準確的辨識方法。

成分中的脂肪酸或許能幫助我們辨認出某一種特定的脂肪或油類，但是光靠脂肪酸本身是無法形成脂肪的。脂肪分子中有一個非常重要的構成要素，稱為甘油（glycerol；一般俗名稱為 glycerine），這是一種特別的醇類分子，一種三價醇，它的分子結構與演繹過程都與醣類（carbohydrates）有關。甘油中的脂肪酸有著不同的基礎連結途徑。醇類與酸類能結合成為酯類（esters），這與甘油與脂肪酸結合在一起時就會形成脂肪是同樣的道理。脂肪與油類是由三個相同或不同的脂肪酸連結一個甘油分子所形成的化合物，即成為不同組合的三酸甘油脂。

每一個碳原子都可形成四個化學鍵，這樣一來，每一個碳原子都會變得像隻四腳章魚一樣，這些化學鍵可以抓住別種原子作連接，或是折回碳原子自己身上，這種能力或共價情形能產生出長條狀或分枝狀的碳鏈。脂肪酸則是屬於每個碳鏈的末端擁有特定的原子排列方式的分子，這種特定的原子排列方式是由一個碳原子、兩個氧原子以及一個氫元子所構成的，我們稱之為「羧基」（carboxyl group；-COOH）。其分子式可以圖 3.1 的方式表達，該圖所呈現的分子稱為油酸（Oleic acid）。

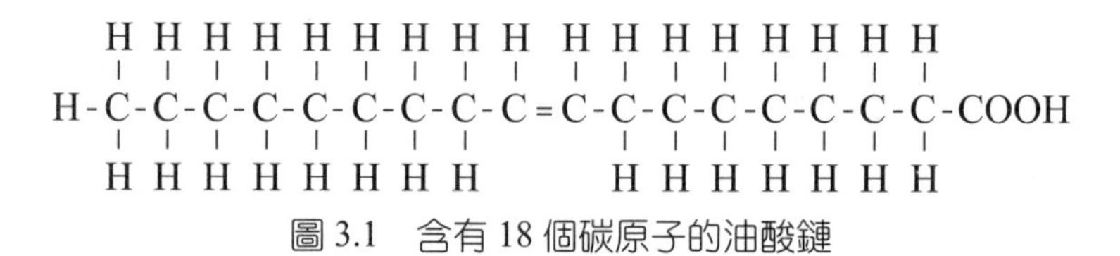

圖 3.1　含有 18 個碳原子的油酸鏈

油類的品質或適用範圍通常必須視其中所含的脂肪酸特性或種類而定。這些頗大的油類分子通常會被冠上「飽和」或「不飽和」的頭銜，特別是當我們談到油類的營養價值時。大部分的人對於這兩個頭銜比較熟悉，而且或許也已經從電視廣告接受了「飽和=劣質」、「不飽和=優質」的觀念。但這種過度簡化的定義法對消費者來說並沒有完全的幫助。

其實人們最早是從固態、濃稠的動物脂肪中發現脂肪酸這種分子的，也因此我們給它們取了「脂肪酸」這個特有的名字。飽和脂肪主要來自於動物身上的肉和奶製品，但是也有來自於椰子及棕櫚油的植物性飽和脂肪。飽和脂肪抵抗氧化反應的能力較強，因此保存時間較長，保存方式也較為簡單，它們在一般北方地區的平常室溫下是很穩定的。老一輩的人可能會立刻聯想到豬油的特性。飽和脂肪所含的膽固醇量通常很高，也因此每當與心臟疾病相提並論時，總是負面資訊較多；但是事情並沒有表面上看起來這麼簡單。

由於我們不希望愈解釋愈複雜，簡單地說，飽和脂肪是指連結於碳原子的氫原子數量為最多的碳鏈，我們稱這個碳鏈為飽滿或飽和。而不飽和脂肪就缺乏了其中某幾個氫原子，此時碳鏈本身屬於開放鏈，能與其他種類的原子連接或稍後被填滿，有點像是一條有瑕疵的鏈子，我們稱這些空位為「中斷」，或又稱作「雙鍵」（a double bond）雙鍵中的碳原子將其連結連回到自己身上，而並非又連接到氫原子。所以雙鍵就像是分子的一個弱點：很容易氧化或變質。但這樣的好處是，這種碳鏈會透過消化機制而分解得更細。

在此同時，雙鍵的存在也令分子本身具有型態、結構或形狀上的特色。通常我們看到的分子式都是以直線狀的型態寫成的，比方說油

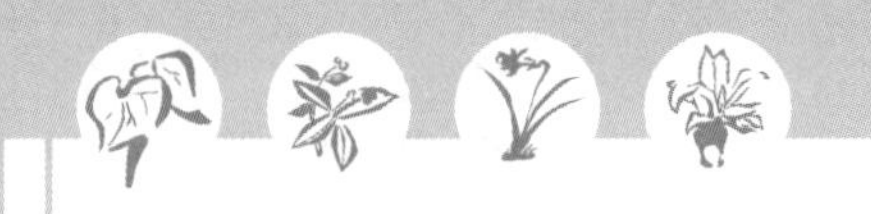

酸（Oleic acid），我們可以寫成 C17H33COOH。這種簡單的寫法能告訴我們這個分子裡有幾個不同種類的原子。油酸的範例中含有 17 個碳原子，再加上 33 個氫原子，另外還有一個羰基。整個分子是由碳原子為基準而構成的鏈狀分子，所以我們可以簡單地稱之為 C18（即含有 18 個碳的分子）。所以換成肉豆蔻酸（myristic fatty acid）時，我們稱之為 C14，或是稱棕櫚酸為 C16。

在真實世界裡，這些分子都具有真實的形體；雖然不見得跟我們所寫的分子式長得一模一樣，但是卻以真實的形體或形狀存在著。在我們的消化過程中，體內的酵素會尋找某些特定形狀的脂肪酸分子，它們會去找和自己「搭嘎」的分子形體。分子鏈中的雙鍵數量愈多，就表示分子愈容易改變形狀或分解；我們甚至可以說該成分愈「油」或是愈「鬆」，特別是較長的碳鏈。我們比較集中探討的鏈長大約介於 10 到 24 個碳之間。

既然脂肪與油類是一整串的碳、氫、氧原子所連結而成的鏈，那麼按照這樣的邏輯推論，各種脂肪與油類之間的差異就只在於其分子鏈的長短而已。就某種程度而言這個推論是對的，但是這並非完整的定論。大自然喜歡用它單純的那一面呼嚨我們。月桂酸（lauric acid）是一個 12 碳的鏈狀分子，肉豆蔻酸是 14 碳，棕櫚酸是 16 碳，而硬脂酸（stearic acid）則是 18 碳──都不一樣。但是之前我們也談過油酸（oleic acid）中所含的碳原子有 18 個──它也是一個 18 碳的鏈狀分子。那麼它們之間究竟有何不同呢？怎麼會有分子看起來相同但卻是兩種截然不同的東西呢？

問題點通常就在於人們所謂的科學當中存在著不成熟的觀念。就像赫赫有名的醫生的筆跡往往都是模糊不清，令人難以辨識一般，科學的記載都只是寫給精通其道的人看的，從古到今都是這樣。這種根深蒂固的觀念其實源自於一種想要成為獨一無二的欲望，想要有資格從中獲得自我肯定或甚至掙一口飯，就得先學會看懂科學的專用語言。而普通人就只能遭受被摒除在外的命運！其實真正的科學應該是真實的觀察、記錄以及許多猜測的結果，而且是開放給所有人知道的資訊。H_2O 聽起來的確比「水」更具有專業威嚴，但說穿了這也不過是水的簡寫而已。真正具有意義的其實是對於水的觀察、它的型態是什麼、它能做什麼，它究竟是冰、蒸氣、還是液體？這些東西都一樣，化學式也一樣，但是所表現出來的功能卻各有不同。有時候還會出現例如溫度能在不改變其外在構造的情況下使物質產生變化的例子。所以直線狀的分子式有時候會令人混淆，因為我們可能很容易搞不清楚它的結構形狀或規則。這種分子式無法給予我們完整的資訊，就像之前我們列舉 H_2O 的情形一樣。談到脂肪與油類分子時也是一樣。分子式是十分好用的表示法，而且是幫助我們辨別成分的好方法，只要我們能了解其中各原子的排列規則。

我們再回頭來看鍵結（bond）這一詞。當我們想到化學鍵結時，很可能會錯誤地以為當脂肪酸與甘油加在一起的時候，它們之間只是混在一塊兒、攪拌在一起罷了，就好像在茶中加糖一樣。這種觀念是十分錯誤的。鍵結是構成生命的要素，它們會進行特定的化學變化，形成新的東西，所以不應該算是混合物。它們會起反應，其中的成分會重新鍵結成特性有別於原始反應物質的新產物。

如果說雙鍵是分子的弱點之處，那麼分子的結構中若沒有雙鍵，就代表它們比較堅固，不容易變質。我們已經提過氧原子對於這些鍵結產生化學反應或將之分解的能力，但這些鍵結當然也能夠透過我們

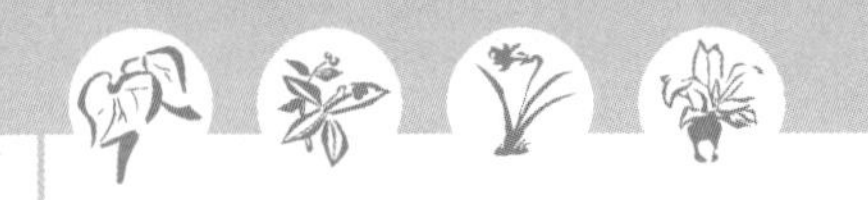

的消化過程進行分解或新陳代謝之責。如果分子鏈中只有一個雙鍵，那麼這種脂肪酸就稱為單一不飽和（monounsaturated）脂肪酸；假如分子鏈中的雙鍵有一個以上，即稱為多元不飽和（polyunsaturated）脂肪酸。油酸屬於單一不飽和脂肪酸，而花生酸（Arachidonic acid）則含有四個雙鍵，於是我們可以說硬脂酸與油酸之間的明顯差別就在於鍵結。鍵結不同會造成明顯差異，所以我們將硬脂酸寫為 C18，而油酸含有一個雙鍵，我們便將它寫成 C18：1；亞麻仁油酸（linoleic acid）也擁有 18 個碳原子，但是卻有兩個雙鍵，所以我們以 C18：2 表示；而次亞麻仁油酸（linolenic acid）有三個雙鍵，所以寫法就變成 C18：3；花生酸含有 20 個碳原子與四個雙鍵，所以我們以 C20：4 的方式來表示多元不飽和脂肪的油品。

碳氫鏈中的雙鍵可以彎曲，這表示該分子鏈能扭轉，原本直鏈狀的分子會出現不規則的形狀和角度。飽和脂肪會像磚頭一樣一層層疊起來，而不飽和脂肪則會像皺折、拉開的聖誕紙花條一樣。所以除了溫度以外，油脂的飽和度也是我們在討論其堅固性與流動性時所考慮的天生特性之一。

無庸置疑的是，大部分的人都在瑪琪琳的外包裝上見過「氫化」（hydrogenation）一詞。我們現在比較能明白在液態多元不飽和脂肪的分子中加上氫原子時，會使其凝固，這就是製造瑪琪琳的基礎根據。現在市場中流行的奶油塗醬（spreads）就屬於一種部分經過氫化，卻仍刻意保留足夠的多元不飽和脂肪酸的產品。有人說，多元不飽和脂肪似乎能降低血液中的膽固醇量，但是使多元不飽和脂肪硬化的過程就已經改變了原本的自然機制，分子中的雙鍵不是遭到破壞，就是本質改變了。從製造商的角度來說，產品的保鮮期延長了，氫化的成分所占的比例也不大，於是研發出了這種容易塗抹的產品，但是產品其中的本質或原使用油的成分中都不再含有足夠豐富的不飽和脂肪酸。

從某種特定品種的植物中所萃取的油含有各種不同類型的脂肪酸。在這個階段，我們很容易會以為某種脂肪酸就是某種特定的油品；然而，油品中的脂肪酸不只一種，而且脂肪酸與油品也不是同等的東西。當某種油品中所含的各種脂肪酸裡，其中含有一個雙鍵的脂肪酸分子含量較多，我們就稱該種油品為單一不飽和脂肪。常見的單一不飽和脂肪包括橄欖油、甜杏仁油以及昆士蘭果油，這些油天生對於氧化反應具有某種程度的抵抗力。其他如西番蓮花油（passion-flower oil）、玉米油與月見草油等多元不飽和脂肪，其中的主要脂肪酸皆為具有一個雙鍵的分子，所以較容易受到光、熱、接觸空氣、甚至接觸水氣的損害；而位居分子鏈末端的羰基則具有親水性，可能在儲藏的過程中發生問題。

就實用的角度而言，多元不飽和脂肪在芳香療法中通常都會和飽和脂肪或單一不飽和脂肪調和在一起，做成按摩療程用的配方。它們也能形成乳霜、乳液與凝膠產品中的活性成分。多元不飽和脂肪的用量愈大，對於原始油品的新鮮度、供應商的儲藏設備良好與否、製造有「保鮮期」要求的產品時的防腐策略等的要求標準就會愈高。

還有另一項與雙鍵有關的爭議，對我們就天然物質而論時個人所抱持的是怎樣的態度來說十分重要。把你剛才所有看過的部分先擱在一旁，讓我們回到植物油的來源，它們的出處。我們不只要確定手上用的是什麼油、成分有哪些，同時也應該了解它所代表的是什麼。

對我們當中的某些人而言，明白這些植物油都是來自於大自然可

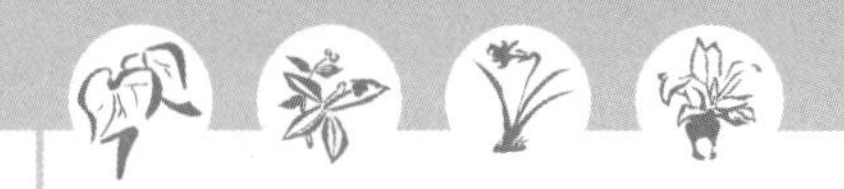

能是非常重要的，因為大自然是一個精緻又具有平衡特性的東西，甚至可說是一種「概念」。我們都是身為這個自然過程中的一部分，我們的身體狀況能夠反應出我們的飲食模式，我們只能代謝那些已經吃進肚裡、吸收到體內，以及無法排洩出去的物質。到最後，我們所吃的食物的品質與處理那些食物的能力都會反映出我們的健康品質與身心狀況；換句話說，我們整個人就是從自己攝取的飲食所合成的。

現在我們必須談到圖 3.2 中一個很重要的圖示及概念。

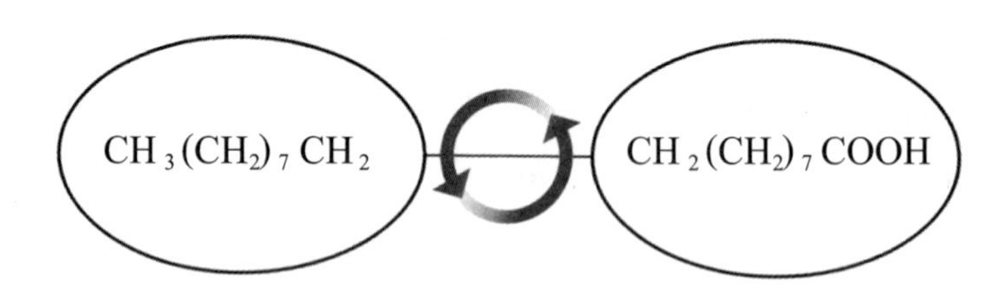

圖 3.2　硬脂酸 Stearic Acid 為 18 碳的飽和脂肪，並具有一個旋轉點

這個硬脂酸是以直線狀的方式呈現，而我們可以看到這個分子中的兩個部分可以以 C9 和 C10 之間的鍵軸為準旋轉。碳原子符號 C 後面加個數字有幾個碳原子在其羰基（-COOH）前面。若以油酸為例，我們即可明白由於油酸中的雙鍵，使得這兩個碳原子不可能出現旋轉的情形，這表示硬脂酸的分子架構與油酸非常相似，但實際的分子型體卻不相同。所以當兩種分子的分子式以水平書寫方式表現時，假如我們再進一步考慮到其分子結構與實際型體，就會發現兩者之間原來有很大的差異。假如其中的雙鍵能夠旋轉或變成單鍵的話，這兩個分子就變成一模一樣的東西。

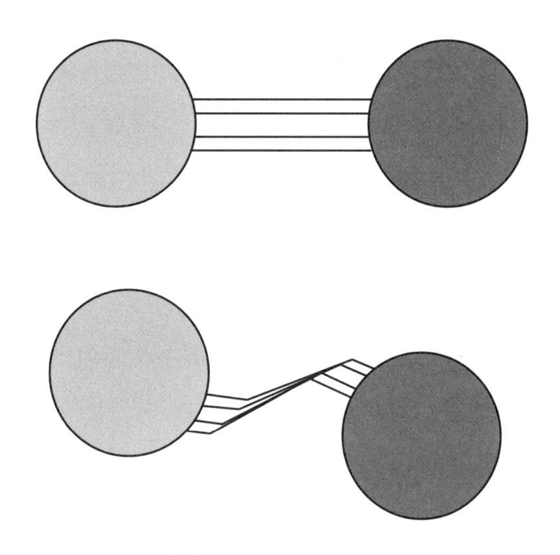

圖 3.3　雙鍵可以扭曲，但不能旋轉

換句話說，有的分子會擁有相同的分子式，但構造式卻有著不同的幾何型態，這種關係被稱之為順式／反式同分異構關係（cis/trans isomerism）。順式（cis）結構是指兩個氫原子都位於分子的同一側的天然結構；反式（trans）結構則是兩個氫原子位於對角位置的合成結構。

要以簡單的方法幫助我們辨別油類分子，可以將之前所提過的編號系統加以延伸。所以脂肪酸不止要從分子鏈中的碳原子數來辨別，同時也要透過分子中所含雙鍵的數目來分別。比如說棕櫚油酸（palmitoleic acid）是 C16，應該以 C16：1 表示；而另一個擁有兩個雙鍵的亞麻仁油酸（linoleic acid）則該以 C18：2 表示。有時候甚至連雙鍵的位置都會特別標明，所以一些重要如亞麻仁油酸的分子就可以 C18：2, 9c 12c 表示。這裡的 c 是指順式結構，而最後的兩個數字則代表碳鏈中雙鍵的位置。

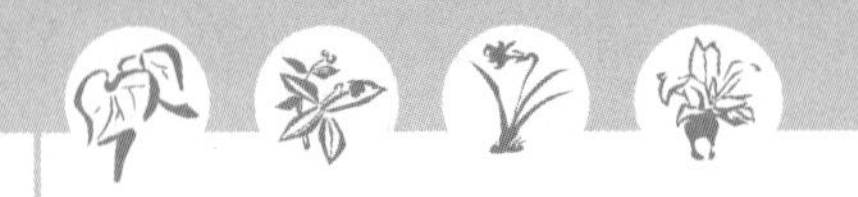

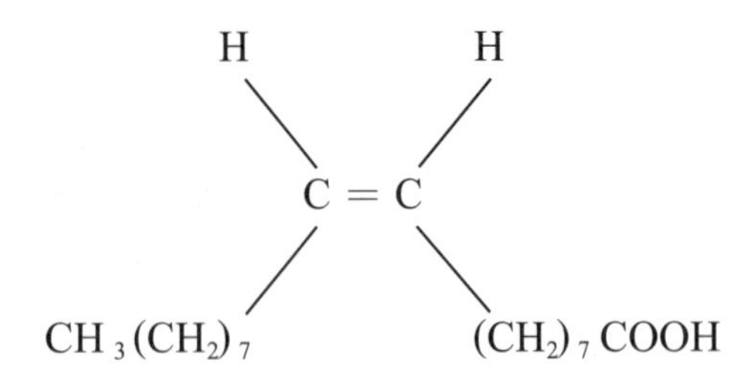

油酸（OLEIC ACID）
18 個碳。順式結構，兩個氫原子位於同一側

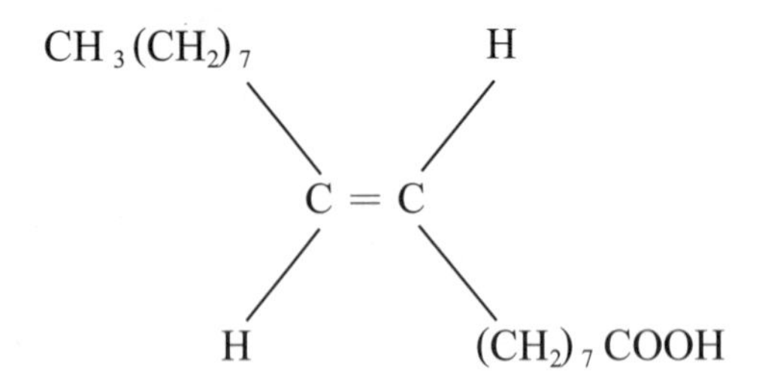

凝油酸（ELAIDIC ACID）
相同的線性分子式但結構上確有差異

圖 3.4　同樣的組成元素，卻有不同的結構

從某個角度來看，順式和反式這兩種結構可能長得一樣，但實際上它們並不相同。我在課堂中問過學生們，他們認為自己的一雙手是否完全一樣。這個問題總會引起諸多討論，但我們一般做出的結論都是除了某些掌紋有些不同之外，它們是一樣的。接著，我請他們試著把一隻左手手套戴到右手，他們立刻明白自己的雙手就像鏡射影像一般，外觀和動作都是剛好正反對映的。這個例子也一樣適合套用到同位異構物的概念。天然的同位異構物很容易就能認得出來，而合成異

構物則沒那麼簡單。反式的油類分子，不論它們理論上構造為何，其作用表現都類似飽和脂肪，對於血液中的膽固醇量幫助不大，甚至可能反而成為造成不適反應的主因。

脂肪在體內會透過酵素分解成較為有用的部分。酵素扮演著類似催化劑的角色，它們只負責某一種特定的作用。酵素之間也有型體與結構上的差異，隨便配對的話不但不會起任何作用，甚至可能會引起身體不適。負責脂肪新陳代謝的酵素，又稱為脂肪分解酵素（lipase），其特性也是如此。於是許多人開始對飲食中反式脂肪的營養價值產生懷疑——攝取太多當然會出問題。若要斷定這就是某些過敏反應的原因，其實也不為過。假如生物反饋療法的障礙在於某種特定的反式脂肪酸，那麼對於過敏反應可能是來自於飲食攝取或甚至體表塗敷的說法也算合理。

要是把其中一個氫原子移到碳鏈的另外一邊，這兩個氫原子實際上恰好能相互平衡，消除了原本分子鏈略為扭曲糾結的問題。順式結構中分子鏈扭曲的情形容易引起重要的化學反應。反式脂肪酸分子與一般的相似到能夠變成身體細胞膜的一部分，如此便可能造成細胞內活動出現大混亂，不論是產生能量或消炎作用，甚至到生產前列腺素等等——別忘了我們所攝取的飲食完全反映出本身的健康與否。

再回到之前有關不飽和脂肪酸、氧化以及酸敗的問題。高溫也會改變脂肪的本質，把它從順式變為反式結構，也就等於從天然油脂變為非天然油脂。這一點對於你的身體是否能利用這些攝取到體內或使用於體外的物質來說十分重要。這項因素與從原生植物取得油品時的萃取方式或壓榨方法有關，就像我們在烹調時會考慮到這類因素一樣。

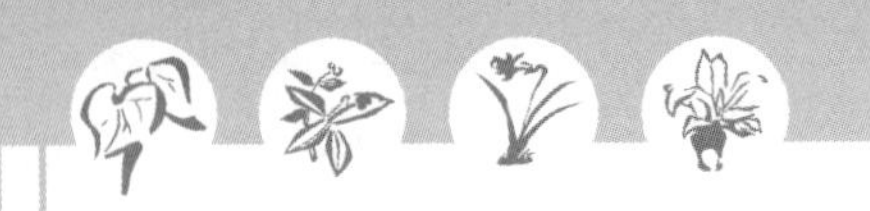

治療師們應該問自己，他們建議病人或顧客們用的究竟是什麼。這與品牌或廣告效應沒有關係，重點在於想要利用這些油達到怎樣的效果。其實最後究竟是內服好還是外用好都不是問題，問題在於材質本身的生物利用度為何。

當然，任何一個詢問專家意見的顧客或病患都期待能獲得比一般商店所提供的更優質的商品或資訊，所以這不光是某間沙龍或診所裡賣的哪種植物油最便宜，或是國家醫療服務機構（NHS）的採購部門或醫院裡的藥局和廠商之間能談成什麼條件的問題，而是究竟哪一種現有的東西最適合用來處理顧客的狀況。身為消費者也應該以相同的原則看待諮詢這件事。烹飪用油應該就僅限於烹飪用，可能甚至還應該對其用於烹飪的價值抱存質疑才是。關係到所有天然產品時，有個具指標性的基本原則，就是應該避開所有宣稱不會腐壞的東西。你應該問為什麼它們能永保新鮮？如果連細菌都無法生存，氧分子也無法將它分解的話，那麼我們也不可能吸收得了。

次要成分

天然油品含有異類非常重要的活性物質，稱為磷脂質（phospholipids 或 phosphatides）。我們不妨想想添加在早餐穀片裡的細顆粒粉末，那個就是卵磷脂（lecithin）。卵磷脂是一種類似膽固醇剋星的營養補給品，其主要功能是進行乳化作用，將水與油結合，進而協助身體吸收並分解油脂。體內循環著大量卵磷脂能防止動脈管壁變「黏」（即阻塞之意），使膽固醇分子得以自由地隨著血液流動。有些油類天生所含的卵磷脂量會比其他油類多。

磷脂質對於神經細胞與大腦中常見特殊的髓鞘質（myelin sheath）來說非常重要。從化學的角度來看，這類型分子的名稱意味著它們是屬於含磷（phosphorous）的脂肪物質，它們非常活躍，但依然具有一般脂肪成分中的碳、氧以及氫原子。

廚師們都知道，蛋黃是一種乳化劑；各種美乃滋裡都少不了它，這是因為蛋黃中含有大約 6%的卵磷脂。高級化妝品也使用這種游性的蛋黃萃取物作為乳化劑，不論是單獨使用或是與其他種類的乳化劑合併使用。卵磷脂的名字“lecithin”，來自於希臘文的“likithos”，即蛋黃的意思。卵磷脂跟肥皂很像，都具有一端親水一端懼水的分子，能形成高級昂貴的非皂性洗髮精與洗劑的基質。

乳化劑同時具有親水與懼水的雙重特性，所以能將水與油兩者結合在一起，做成化粧品製劑。乳化劑屬於某一群「界面活性劑」的其中一部分。有趣的是，我們常說「水油不合」，但是許多我們所使用的清潔劑都是從油轉化而來的。卵磷脂是一種軟化劑、抗氧化劑以及增稠劑，它也是自然療法工作者必須擁有的好工具！

配方中含有卵磷脂的保養品都具有極佳的觸感與保養特性，由於這種物質的乳化特性，用卵磷脂做成的潔面劑，不論其成分來自於油性蛋黃萃取物或其他植物性資源如大豆，都具有十分溫和有效的潔淨效果，對於敏感與油性膚質特別有益。

而現在假如要使用萃取自大豆的植物性卵磷脂，必須記得經過基因改造的大豆裡並不含有這種物質。來自於美國的大豆產品都已經難逃此劫，許多其他穀類植物亦是如此。

儘管由於卵磷脂本身的抗膽固醇活性，有關它的文章總是將重點放在飲食方面，但卵磷脂其實還有其他重要的健康優勢。例如含有豐富磷脂質的產品對於皮膚健康，如牛皮癬及濕疹都非常有效。

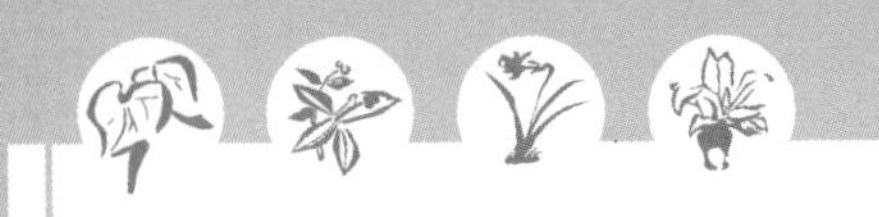

卵磷脂的溶解或乳化特性在某種程度上能造成血液中的膽固醇降低。假如血液中含有大量乳化成分，則動脈壁上不太可能會出現膽固醇沉澱的現象，並且也可能同時提升了維他命的作用。維他命 A 的前身胡蘿蔔素（carotene）比較容易被吸收運用；脂肪的新陳代謝中所需要用到的肌醇（inositol）與膽鹼（choline）（皆為維他命 B 群成分）也屬於磷脂質。

油脂中另一群重要的成分稱為「固醇」（sterols；即植物固醇 phytosterols）——可別和處方藥或健身時吃的類固醇（steroids）搞混了！固醇是具有結構性功能的必需細胞成分，但也是荷爾蒙的前身。植物固醇是結構近似膽固醇的常見次要成分。有些很常見；有些則是罕見卻具有重大療效。屬於 D-7 系列的豆固醇（stigmasterols；其中包括 schottenol 和菠菜固醇 spinasterol）並不常見，而含有這些成分的油品必須稍加留意，來自墨西哥的研究報告表示這些成分具有抗癌效果。

皮膚上的傷口、燙傷，以及痲瘋病患者在使用植物固醇於表面塗敷之後，細胞膜的穩定性與皮膚保濕性都有明顯改善的現象，皮膚也出現了消炎反應。如果你想要運用植物固醇的好處，記得鎖定最天然的來源。看到這裡，芳療師能立刻認出這種成分的價值而可能開始明白，有時候精油（有人稱之為植物的荷爾蒙）的特性其實是來自於基底油或藥草油。以體表塗敷的方式使用冷壓萃取的生油（crude oil），同時搭配食用全麥穀片、糙米以及未脫色的麵粉等，都是攝取植物固醇最有用的資源。

而膽固醇可能只因為它的負面消息太多，反而沒人予以理會。在一般大眾的印象中，它是造成冠狀性心臟病（coronary heart disease；

CHD）的元兇。但這並不完全正確。首先，膽固醇對身體來說是一種必需成分，特別在細胞膜的部分含量最多；它也是身體在合成許多生命所需的化學信差（例如荷爾蒙）時不可或缺的原生物。膽固醇透過飲食進入人體，也能透過肝臟製造。只有當它沉澱在動脈壁上的時候才會產生問題，就好像附著在管壁上的毛一樣，容易阻擋血凝塊前進，或是逐漸累積形成膽結石。真正的問題在於膽固醇產生沉積的原因，而並非膽固醇本身。當然，膽固醇的量與其沉澱的確有所關聯，但主要的問題仍在於沉澱的原因。

膽固醇會附著在蛋白質與脂肪蛋白上進行循環，而這兩類蛋白質又再各分為兩類。你通常會從資料上讀到膽固醇按照與其相關的脂肪蛋白質分類有兩種。第一種稱為低密度脂肪蛋白（low density lipoprotein；LDL），第二種稱為高密度脂肪蛋白（high density lipoprotein；HDL）。我們的血漿是一種像水的物質，所以在體液中無法運輸脂肪，人體就想辦法將一個脂肪分子跟一個蛋白質分子結合在一起。脂肪蛋白包括磷脂質或甚至巨噬細胞或白血球。簡單地說，重點是低密度脂肪蛋白比較接近於純膽固醇，需要較長的分解時間，並且容易累積在血液裡；另一方面，高密度脂肪蛋白能快速分解，甚至似乎能預防心臟疾病。如果膽固醇的沉積的確有所肇因，那麼你應該避免血液循環中有低密度脂肪蛋白的出現。假如你有口服油品的習慣，那麼過多精煉程序的油脂就不適合你，因為精煉油中所含的反式脂肪酸其實會增加低密度脂肪蛋白的膽固醇含量，同時減少高密度脂肪蛋白的膽固醇含量！油品中的植物固醇能降低「壞的」低密度脂肪蛋白，反而不會降低「好的」高密度脂肪蛋白。

我們還不能忽略植物荷爾蒙，即大豆異黃酮（isoflavones），這

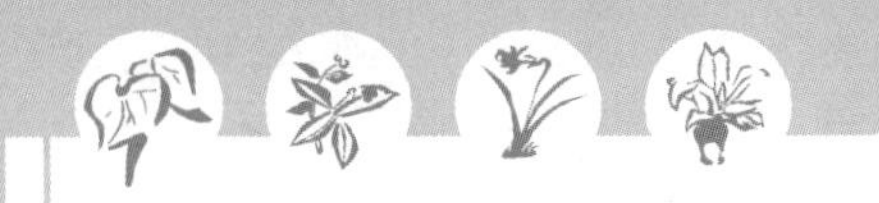

也是屬於一種類荷爾蒙的物質，即類固醇（steroids），能降低體內的游離雌性激素（free oestrogen）含量，進而降低得到雌性激素相關癌症（如乳癌）的機率。許多種籽與穀類中含有這種物質，或至少含有它的原生物。屬於南義大利愛維拉納種（avellana）的植物種籽就具有這方面的特性。

脂溶性維他命包含 A、D、E 和 K，在低脂肪飲食中會缺乏這些維他命。然而，脂肪如同我們之前所見到的，像是一種儲存系統，所以這幾種維他命也會有過猶不及的時候。維他命 A 就分為兩種。其中 retinol 屬於機能類型的分子，或是只出現在動物脂肪中的預先構成物；而類胡蘿蔔素（carotenoids）或胡蘿蔔素（carotenes）則是存在於植物油裡，是維他命 A 的原生物。然而，retinol 儲存於肝臟內，胡蘿蔔素就沒有，所以植物性油脂需要經過轉換過程，因此不會出現因攝取過量而中毒的情形。

在第三世界裡，由於飲食中的脂肪攝取不足而導致視力差和夜盲症都是常見的問題，那些國家的人民也經常出現皮膚與黏膜的病變，這也正是維他命 A 缺乏的症候。

胡蘿蔔素（carotenes）是類胡蘿蔔素（carotenoids）大家族中大約五百個成員中的一員，它們是天然的色素，顏色從黃色、橙色再到紅色都有，能形成柳橙、蕪菁和胡蘿蔔的鮮豔色彩。胡蘿蔔素也能以抗氧化劑的方式作用，而 retinol 卻不行。有些證據顯示它們能降低罹癌的機率。它們本身就是自由基的清道夫，所以也是抗老化專家。它們的價值已經不限於化妝保養方面，而是關乎全身健康的保養成分，畢竟大部分的疾病都是老化或身體防禦機制的退化所造成的結果。

談到抗氧化劑這方面的功能，通常我們會立刻想到生育酚（tocopherol），也就是眾所周知的維他命 E，這種維他命來自於植物體內維持生命的某種細菌。維他命 E 強效的抗氧化功能不但對於保護多元不飽和脂肪酸，也對其他細胞膜成分來說，扮演著重要的角色，它同時也能產生消炎及提振免疫系統機能的作用。

嚴格地說，我們應該稱生育酚為複數（Tocopherols）。油裡頭可能含有α-、β-、γ-以及Δ-四種類型及同位異構素。α-生育酚是其中活性最強的。「維他命 E」一詞是指另外一種稱為三烯生育酚（tocotrienol）的物質，會與α-生育酚一起保護細胞膜免於遭受自由基破壞。低密度脂肪蛋白（LDL）也能透過維他命 E 防止氧化。生育酚和胡蘿蔔素一樣，都是人體細胞中最重要的抗氧化劑。

維他命 D 也分為 2、3 兩種（很奇怪並沒有 1）。這種維他命通常只來自動物，譬如牛奶，但是其吸收狀況則取決於植物體內的植酸（phytate）含量。維他命 D 通常被稱為陽光維生素，因為當皮膚曬到太陽時，就會在皮下形成這種物質。人們認為它稱為荷爾蒙會比維他命恰當。維他命 D3 屬於天然類型，而維他命 D2（骨化醇；ergocalciferol）則是由人工合成，並且常用來作為健康食品的成分。

維他命 D 的功能與維持鈣含量與骨骼架構有關。新的研究結果證實其功能還不只如此，表示目前在細胞增生或細胞運作及成熟方面也有幫助。酪梨油是目前唯一含有豐富維他命 D 的植物油。

除了專業領域的人以外，維他命 K1（phylloquinone）、維他命 K2（menaquinone）、以及維他命 K3（menadione）可能並不是許多人所熟悉的營養素，它們都是維他命 K 的成分，並且是形成凝血原（prothrombin）的必需要素。維他命 K1 的英文名稱來自於綠色植物及種籽萃取油，但是維他命 K2 的英文名稱卻來自於腸內細菌，並且

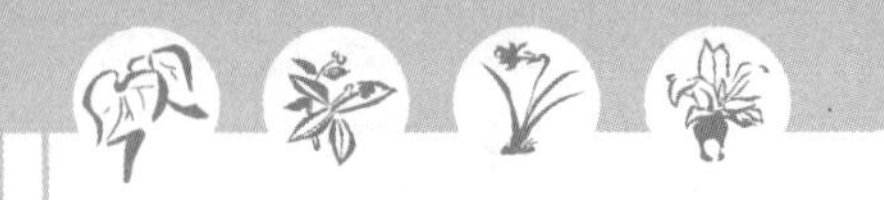

可能是該種維生素的主要來源。維他命 K3 則是以人工合成的變體命名，所以不用想也知道這種維他命不能過量攝取！一種名叫殺鼠靈（Warfarin）的毒鼠藥被當做減少血液凝結情形的藥品，顯然這兩者並不合。

即使對油脂的化學稍有了解，也能讓我們明白這些極富價值的物質有多麼珍貴。這些經常被人遺忘的無名英雄對我們的身心健康有著極大的益處，它們藏身在我們極少留意的地方——像是廚房、梳妝檯上、浴室裡、甚至工作間裡。

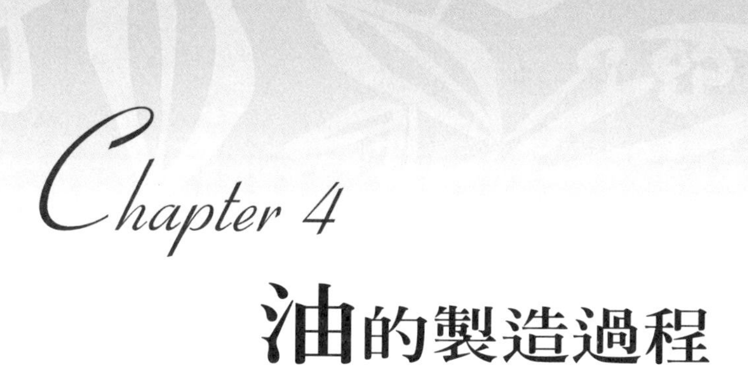

Chapter 4 油的製造過程

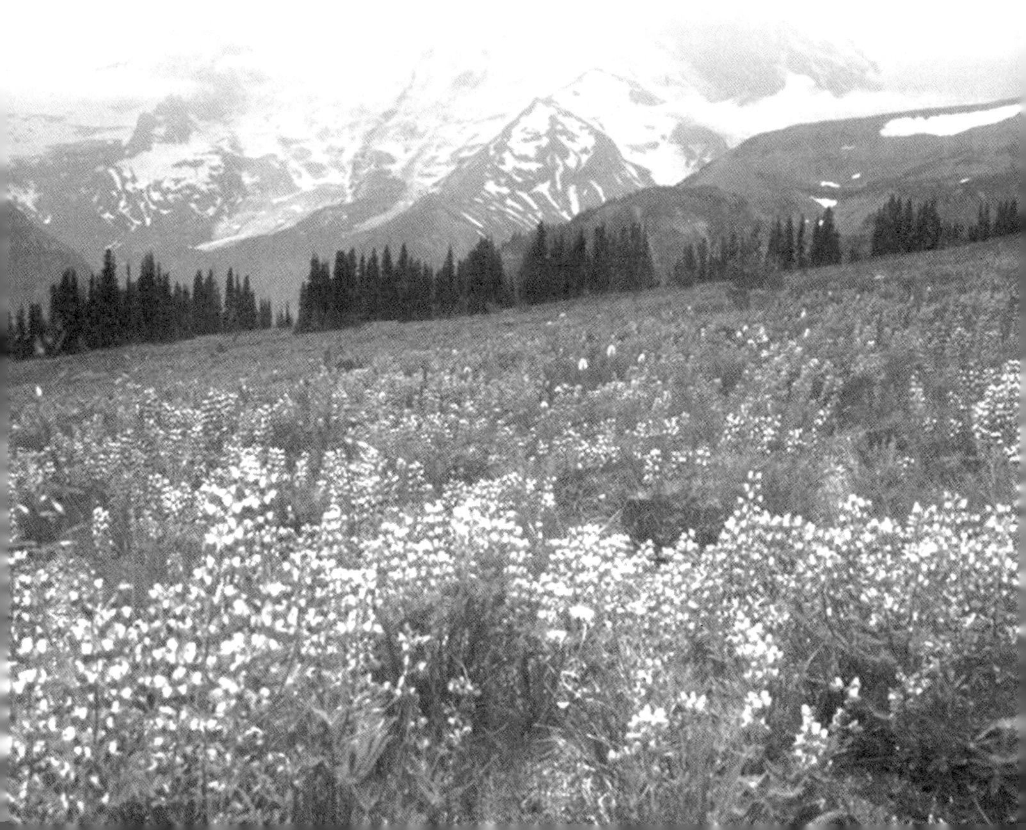

從種籽中提煉油脂

植材來源（堅果與種籽）的處理過程將會影響所萃取的油品、乳油及脂肪帶給我們的益處。從實際的現實層面來看，製造過程往往比植材原料還要重要，畢竟我們沒有必要為了一瓶曾被加熱過頭的有機油品多花幾塊錢，或是花冤枉錢買一瓶一打開就會酸敗的生油。針對特定的使用方式，我們必須以真正平衡且非情緒化的角度做出明智的決定。並非所有的精煉油都是不好的，也並非所有未精煉的油就不會造成傷害或就一定是好油。

讓我們開始來看看一些在油品到達使用者、消費者或治療師手中之前可能會經歷的過程，但在本章中我們只能做到廣泛的論述。每一間工廠，我們稱之為「磨坊」，都各有不同或特殊的製造技術，各家油磨坊之間有著極大的差異，而且各有各的商業機密。油業算是種大規模市場，我們應摒棄想像中某個小村莊或某家族的人日以繼夜地敲打著種籽產油，足以迎合市場需求的觀念。無庸置疑地，有些專門的供應商可能偶爾會提供一些特別的油品，有的人會從旅行途中帶回某種特殊的油品，但這些都不是作為一般使用的產品。油品源自於大大小小家的油磨坊與精煉廠，其中有些支持天然或整體商品的市場趨勢，有些則不支持。

油來自於各種大小的種籽，有些種籽以其含油量極高而享譽盛名，例如甜杏仁油、棕櫚油或亞麻籽油（Linseed）。我在小時候就注意到亞麻籽油，因為我都用它來給板球球板上油，那時候它是人們最優先選用的油。從亞麻籽油的故事與製造過程就能看出油品工業化的演變。

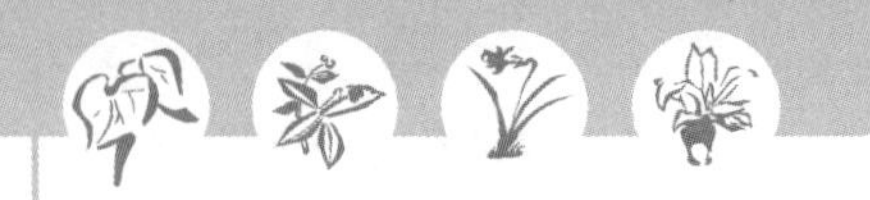

亞麻籽油來自於亞麻的植物，全世界都有栽種，只要在鄉下看見一整片被柔和的藍色花朵點亮的區域，就知道那裡種有亞麻。這是一種古老的植物，其纖維就是製成麻布的原料。健康食品店裡有賣它的油，稱為亞麻籽油（Flax Seed Oil），它能做成優質的牲口飼料或冬季食品。這種高溫萃取的油早已大量被用於美術用品，作為油畫中的顏料溶劑以及亮光漆與一般油漆中的溶劑。軟性肥皂通常都會含有亞麻籽油。這種油本身有一種奇特的乾燥感，而當它氧化時會變成半軟的固體，傳統的油布和亞麻油地氈（Linoleum；Lin 來自 Linseed，oleum 則是指拉丁文的「油」）都是因這種特性而製成的產品；加入了硫磺之後，就會形成一種堅硬的橡膠替代品。這些事實都告訴我們，亞麻籽油的產量一定非常之大！

原則上我認為所有種籽都能榨得出油來，但是就像精油一樣，有些種籽很難萃取得到油。它們得經過不但長時間且複雜的製造過程，還要遭受營養成分被破壞，同時還會產生有毒的副產物。比方說，加熱過程中產生的反式脂肪酸就應該被視為不受歡迎的毒素。

基本的製造過程可以是簡單的，而且它曾經——現在也依舊在某些國家是屬於農夫或小眾在經營的傳統行業。古法提煉的油品的確值得稱為極品，純粹實屬流動的金色陽光與能量！

了解最簡陋的煉油技術能讓我們看見較為現代的技術中隱藏的問題和優點。我曾經觀察過摩洛哥的女人們徒手研磨摩洛哥堅果以取得多種用途的珍貴油品，用來炒菜、加熱、照明，並作為醫療與美容之用。其實再往下走沒多遠就有一間大規模製造的油工廠，兩種末端產品的不同之處，不論是口感、香氣、色澤與質感都彷彿是天壤之別！在傳統習俗中，摩洛哥堅果必須先被山羊吃掉，再從山羊的糞便中取得堅果，這樣處理起來才比較容易。好或不好就留給讀者們自己判斷吧！

傳統的方法是尋找一種容易榨取出油的種籽，然後用手或動物推磨將種籽放在兩塊石頭間敲打或碾碎，碾碎加上磨擦使得油從種籽中滲出或流出。這可是件費力的活兒。用力壓榨加上研磨等於產生熱量。正如同我們之前所提到，熱能是高級油品的天敵。如果你願意嘗試，不妨拿個研缽和杵來自己試試看。你會發現很不容易，更會發現有些種籽及堅果比其他種容易研磨。這些容易研磨的果實都是傳統的產油作物，例如橄欖；彷彿大自然原本就打算要好好利用它們似的。現在我們知道某些植材原料可能需要較高的熱量或壓力才能釋放得出油，而且如果真是這樣，這些原料可能都先被「煮好」，變得像焦油一樣，所以必須透過精煉過程才能堪用。

而且製造過程並不見得只是用來生產油品而已。油在洗劑或肥皂工業裡占了非常大的一塊；它們也是油漆、溶劑、甚至牲畜飼料工業中的一部分。所以我們必須留意自己想要使用、或是最後買到的材料的種類究竟是什麼。有些油磨坊只出產食用油；對於其他間磨坊來說，這可能幾乎只算得上是副產品而已。

現今的消費者往往認為自己是「綠色支持者」，這並非指政治傾向，而是對於大自然的偏愛，在觀念上認為天然的東西對你是很有好處的。不論某一種油品是用來內服或外用，正確地說，這類型的消費者都會尋找愈天然愈好的產品。他們連同執業治療師們，都會要求廠商出示產品中所有內含的維他命、脂肪酸等的成分清單（必需脂肪酸曾一度被稱為維他命 F）。我們並不是要爭論哪些學者或醫生可能會說某某成分其實無法通過皮膚層，或是從生理學的角度來說，某種油

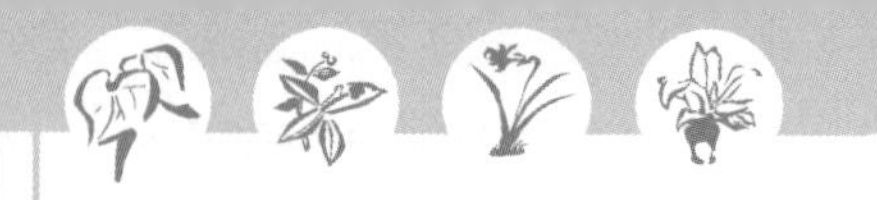

絕對不可能對人造成如何的好處等問題。這些論點都各有兩面，也隱藏著民眾擁有自己想要的權利和治療師使用自己想用的權利。治療師有權藉由他們的經驗來說用什麼最有效。整體治療師們總是希望自己能成為，並且使用的材料工具也都是最接近於自然界的。這並非那些總是在背後支撐大規模生產商的法律條文所能影響的範圍，而是資訊取得與個人選擇的自由。假如人們不想以所謂的科學方式行事，那麼這當然也是他們個人的自由選擇。

然而這樣的熱忱必須有著事實與教育的輔佐才行。我並沒有否定這種熱忱的意思，更確切地說，我想我才說出了「愈接近自然界」這句話，但這並非永遠切合實際。所以一開始就必須清楚使用的目的和意圖，用油的品質一定必須要和所處理的狀況相適合。

究竟什麼油是真正能用的呢？這個問題我們既能問，也該能回答。未精煉的油品並非永遠是最好的；半精煉或已精煉的油可能適合用於某一種狀況，卻不適合另一種狀況，這一點在調製按摩油、乳霜或乳液等保存期限必須超過三個月以上的產品時尤其為真。如果某種物質是如此鮮活地存在，那麼它也正在一步步退化死亡；而有時候「接近自然」的產品其腐敗的速度很快——其實自然界就是如此運作的。大自然不但討厭真空環境，它的運作模式不是不斷生長就是不停腐化。

這些問題的答案象徵著人們必須和能夠提供許多詳細資料的供應商或品牌維持良好關係。芳香療法在剛開始盛行的初期曾被認為是「快速致富」的行業，商人們什麼都賣；只要你想要的他們都賣。標籤上寫著這個產品是天然且未精煉的，這可能是真的，但這個產品也可能已經酸敗，裡面全是一大堆自由基，這樣的產品根本不能用來做療程！

我們再來看看一般工業化的製造過程以及一些常見的設備。剛開始的時候，種籽必須經過清洗以去除石礫和泥土、從破損機器上掉下來的金屬碎片、動物糞便或甚至一兩隻死老鼠！顯然這個清洗程序的部分目的在於替種籽去皮去殼，透過許多種不同不停震動的篩網、運輸帶及磁鐵來進行。種籽經過清洗程序後都會經過滾輪輾壓成扁平的薄片、粗粉或細粉。

這時候含有油脂的粗粉通常會被放置到一個加熱的容器或鍋爐內稍煮一下。容器內的熱能會使得油脂膨脹，而種籽微小的細胞內的水分會使得細胞迸裂，部分釋放出油脂到粗粉中。這個過程稱為「預熱」（pre-heating），其溫度控制於 45°～85°C（相當於 110°～180°F）。這個階段的溫度非常重要，因為所有重要的順式脂肪酸都非常容易受到溫度破壞。

經過預熱程序之後，含油的植材原料便會移到一台可能已經加熱或尚未加熱的榨油機上（尚未加熱即為冷溫壓榨）。所有榨油機或研磨機都會產生熱量，即使以手動研磨也一樣，所以冷溫壓榨（cold-pressing）的意思可能和字面上有所差異。我們必須牢記一座高容量的處理器會產生大約 70°～85°C的摩擦熱（即 160°～180°F）。榨油器基本上就是一台強而有力的扭轉機器，用力擠壓煮過的種籽以產出油來。速度和壓力愈高，產生的溫度也就愈高。榨出來的油接著直接送進過濾器裡，這時候的油屬於來自於高容量處理器的頂級油品，人們稱之為「初次冷溫壓榨」（virgin cold pressed）或類似的名稱，因為在這段壓榨的過程中並沒有借用到額外的熱能。

絕大部分的油都是透過這樣的程序萃取出來的。極少種類的油，如葵花籽油、橄欖油或芝麻油可能以簡單的壓榨法萃取而得，但大部

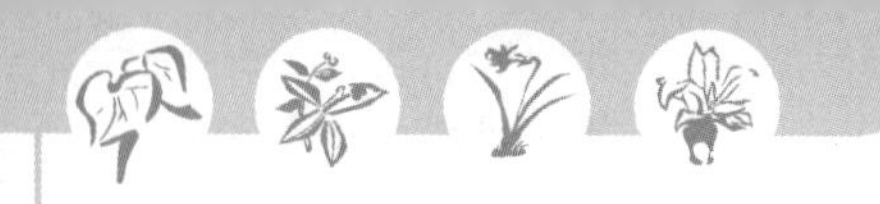

分的油都無法做到這樣。簡單地說，會有一間老式的研磨坊慢慢研磨植物油的概念其實是種過於浪漫的虛構幻想。的確有那樣的磨坊存在，但是數目是微乎其微——實際上通常都是不鏽鋼器具和大規模製造的畫面！我們可以見得冷溫壓榨並非意指冷藏室或甚至室溫的環境。機械作業就會產生熱能，千萬別以為「冷壓」就是指一個人拿著鎚子把種籽一顆顆敲進濾油器裡，或是一隻小驢子——或甚至一隻駱駝——綁在石磨上不停繞圈圈。你必須打著燈籠才能在廣大的零售市場中找到以這種方式所產的油。榨油器所產生的摩擦熱會使溫度變得非常高，在高溫的環境裡，化學反應的速度就會加快，溫度每升高10°C，物質反應的速度就會快兩倍。

讓我們回到油的製造過程，並且重新思考剩下來的粗粉現在則變成了黏漿狀。果肉裡仍然含有很多殘餘的油，經過扭壓程序之後的果肉明顯地變得較為結實。現在這團東西長得像糕餅，所以必須再度將它打碎，然後進行溶劑萃取。

溶劑萃取的方法各有不同，但是基本上是先把某一種石化混合液或溶劑（例如己烷；hexane）噴灑在移動的拖盤裡，直到托盤中溶劑裡的油分濃度高到一個足以讓溶劑自動揮發或蒸餾揮發的地步為止。然後這些溶劑可以回收再用，其中的油被吸走，有時甚至會被倒回原本榨油器裡的植材原料裡；有時候他們也可以用超熱蒸氣作為溶劑，把糕餅狀的果肉中的油脂逼出來。

過濾除去任何殘留物是研磨製油過程的最後一道程序，經過這道程序的油，其品質都比較好。直到這一步，所有的油都可以稱為是生油。到目前為止，這些油的質地都算「接近自然」，因為它們還沒有經過精煉程序。但是到這一步為止，我們已經可以看出製造品質間的差異了。那麼冷壓的溫度究竟是多少？你比較想要溶劑萃取的油，或是調和油？這時候油品的價格便成了公正的指標。

確實有少數單純只做簡單壓榨的工廠存在，但這些地方在歐洲已經愈來愈少，而非愈來愈多。這些專門製造廠中，只有幾間是用有機植材生產油品，所以他們的產品價格一直居高不下。高品質製造廠裡的特殊榨油機的溫度控制在只有 47～50°C。到了瑞士和法國，你會發現當地管轄冷溫壓榨法的法規限定最高溫是 50 或 60°C；至於其他地方的規定就各有標準了。花稍微高一點的價錢購買這種高品質的油，能幫助這些只能靠著眼光獨到的識貨者才能生存的小型研磨工廠得以維持生計。

橄欖油是經常被提及的傳統油品，但在 70 到 80 年代間，擁有離心機開始取代原本的壓榨機。遊客們很少有機會見到這種情形，頂多就是保留一台舊式的壓榨機以維持遊客心目中的假象。橄欖栽種地區的旅遊博物館裡就是這個樣子。離心萃取法能加速生產效率，卻同時降低了天然的抗氧化物質，像是咖啡酸（cafeic acid）。像這樣流失掉的物質不但具有穩定油品品質的特性，還能有益於健康。

油磨坊和精煉廠不一樣，這兩個廠不一定都在同一個工廠或地區內。生油的分布遍及全世界，只有在經過研磨過程，生油產生了之後，才會開始精煉的程序。精煉的手續可以以中和、脫色、過濾以及除味等形式進行，程度可以是完全精煉或非完全精煉。

「精煉油」這個特有名詞聽起來比「生油」順耳；乍聽之下會覺得品質比較好。而實際上油類真的能夠改善成更好的油，端看你想怎麼做；如果做得不對，它也可能反過來變成較差的油。精煉的過程包括好幾道不同的工作手續，有些手續很簡單，例如碳的過濾，而有的

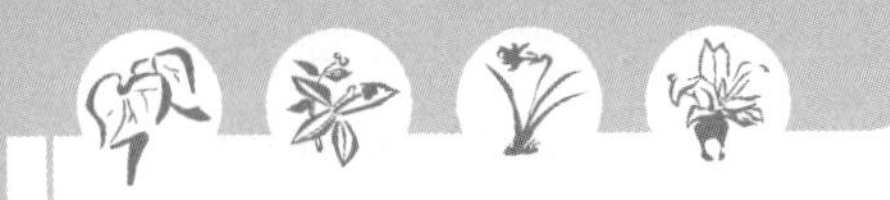

則對油品本身比較傷，這都得看所用的加工機器為何，而處理的方法亦各有不同。廠商必須以儲藏和其他方面的因素為考量，來決定油品需要進行怎樣程度的精煉手續。

你應該已經很熟悉「凡活物都正漸漸死去」的概念，特別是假如你曾經聽過我有關精油品質的演講的話。精煉過程能使油的儲藏更為容易，但是就基本原則來看，此過程也可能會除去或摧毀其中所有鮮活的營養成分。這種情形就發生在永遠不會變質的食用油身上！無味、無色以及品質穩定的特性，是大多數化妝保養品製造商心目中理想的用油都必須具有的條件。

在眾多精煉的程序中，第一道手續往往就是油的中和，特別是假如該種油品最後的使用範圍屬於可食用的烹飪用油時。假如一開始榨油時所用的植材品質就已經不怎麼樣，可能甚至部分質材還是廉價品的話，這道手續就格外重要了。如果植材沒有良好的儲存環境及採收條件，就會產生化學變化，有些脂肪酸分子不會形成甘油，而是以游離的型態存在，這就會導致腐爛的情形。整個中和的手續是要盡量使油成為可用的油，以達到最高利潤。實際上，要是能萃取出來的成分越多，轉售時的利潤就會更高。

中和法也是肥皂製造業常用的其中一項手法。在移除天然的游離脂肪酸時，會讓某一種強鹼，例如燒鹼（caustic soda）流過油脂本身。中和的過程中會加熱和攪拌，油裡的酸性物質和燒鹼結合在一起，形成肥皂沉澱於反應槽的底部，然後「淨化過」的油被導引到別處，以熱水清洗幾次，那些原本該丟掉的肥皂就會被拿去當成「皂基」賣掉。

接著則是脫色（bleaching）的手續，這是一道透過陶土（Fuller's

Earth）或碳，甚至更為強效的物質進行的簡單程序。這道程序進行時，一個反應槽裡所用的油量大約在 50 公噸左右。油的變色或脫色有時候是必需的，特別是對油漆製造業而言。做行銷的人總是相信所有在販售架上的烹調用油看起來都應該是一模一樣的。胡蘿蔔素（維他命）會讓油呈現黃色，並且具有來自於植物本身的健康益處。葉綠素（chlorophyll）很快地就會經由氧化從漂亮的綠色變成深褐色、不討人喜歡的怪味液體；有時候廠商會添加一種人工合成的含銅分子，以保持顏色的鮮綠。

於是如果會考慮到儲藏的問題，最好讓油經過脫色程序。這道程序通常藉由黏土、碳或者矽的吸收法來進行，是一種頗為直接的「變色」（discolouration）手法。天然的蠟質會使油在冷卻的環境下呈現混濁狀，於是人們會用「冬化」（winterisation）的手法將它除去。蠟質在冷卻的時候會形成結晶，然後再用過濾法或離心法將結晶和油分開，這種方法能阻止油在較冷的環境下呈現混濁的情形。（假如真的出現混濁的情形，就表示該種油沒有進行這道程序，或是沒有徹底進行。）

廠商一般都會進行脫色程序，因為據說消費者不喜歡油品原本的天然顏色，或是因為該種油是用於油漆製造。有時候食用油也可能會進行脫色或變色的程序。如果該項油品是用來作為食物或芳香療法專用，而且假如真的有必要改變顏色的話，通常比較傾向使用陶土或木炭來進行簡單的變色手續；至於其他方面的用途，則選用會產生氯或氧的化學物質。用陶土或木炭的方法和化學物質脫色法相較起來需要花較多時間，成本也較高。實際上形成油品本身顏色的物質會被完全除去。另外的替代方案則是透過最後產生的剩餘物的氧化來摧毀油品本身的顏色成分。實際上用到的化學手法很多，包括利用硫酸、氧化

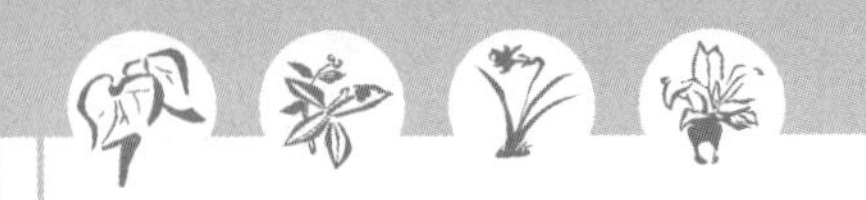

錳等等。

我們必須明白這些手續幾乎會將所有的維他命 E、卵磷脂、胡蘿蔔素以及葉綠素全都一併去除；但更糟的是，這些過程可能還會讓脂肪酸轉變為具有毒性的反式脂肪酸。這種情形的嚴重程度完全視植物本身和精煉過程的條件而定。一般來說幾乎八九不離十，實際上的結果則必須取決於所使用的脫色陶土的酸度以及過程使用的溫度而定。

而脫臭的階段和我們有著密切的關聯，因為這個過程雖然可以很簡單，像是以碳過濾即可，大部分的情況下，油品都會受到超高溫的蒸氣處理，其溫度都在 230°～260°C（大約在 445°～500°F）左右，這相當於是一種蒸餾法。更糟糕的是該廠商可能會將這種油以低溫或冷壓萃取油的名義出售，實際上這種油可能曾經算是低溫或冷壓萃取，卻將其之後經過的手續完全隱藏，不加以標示。帶有特殊氣味的成分經過完全清除後，剩下較無氣味的油，真正的變化與毀壞的情形在200°C時就會發生，想要從製造商那裡獲得這類資訊可能很困難，這些通常都是人們心照不宣的商業機密。

現在還有一道程序要做，就是所謂的「氫化」（hydrogenation），換句話說，就是將液體的油變硬形成固體油脂，也就是我們常聽到的「人造牛油」（margarine）。正如我們的了解，這個過程需要大量的熱能與高壓，以及反應時所需要用到的氫氣和金屬催化劑——鎳，或甚至白金。天然的固體油脂本身是很安全的，因為它們不含反式脂肪酸去影響人體內必需脂肪酸的活動；人工形成的固體油脂就完全不一樣了。偶爾嘗一點真正的牛油其實是沒有關係的。

大多數人都對於部分形成固體的脂肪比較熟悉，但是這種脂肪裡含有大量的反式脂肪酸。究竟反式脂肪酸能做些什麼呢？

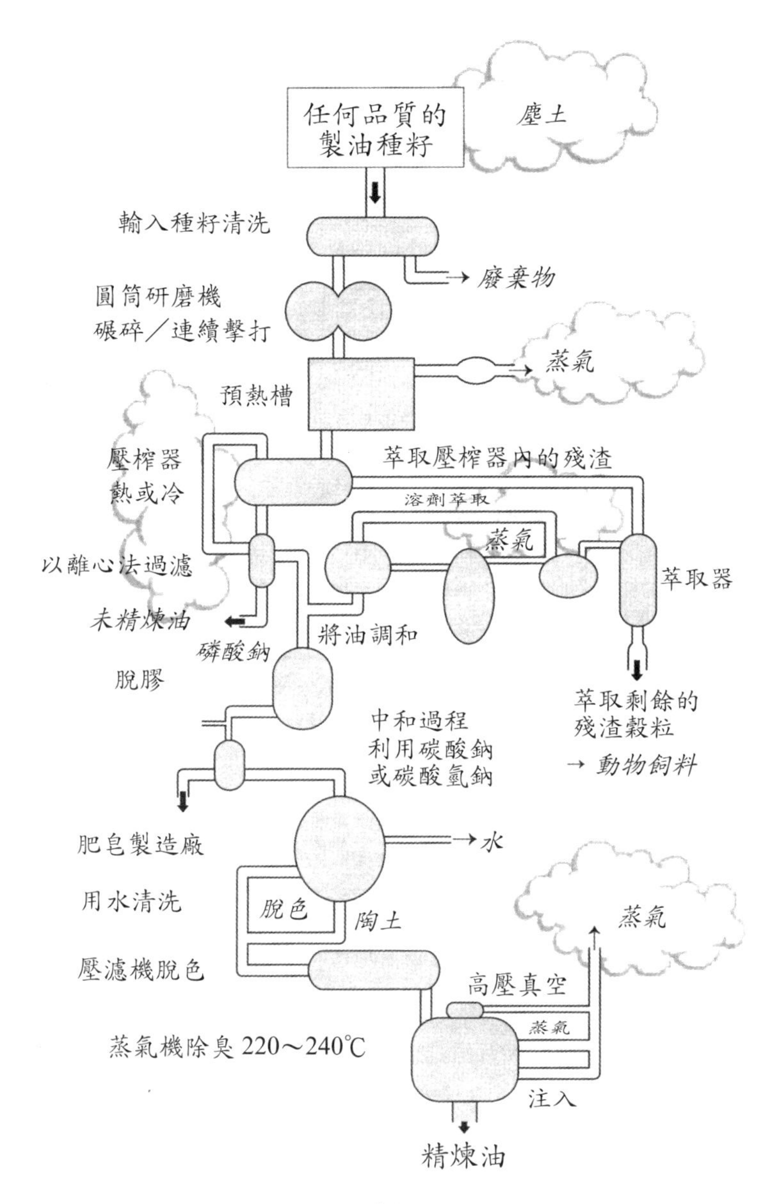
任何品質的製油種籽
塵土
輸入種籽清洗
廢棄物
圓筒研磨機
碾碎／連續擊打
蒸氣
預熱槽
壓榨器
熱或冷
萃取壓榨器內的殘渣
溶劑萃取
蒸氣
以離心法過濾
萃取器
未精煉油
將油調和
磷酸鈉
脫膠
萃取剩餘的
殘渣穀粒
→ 動物飼料
中和過程
利用碳酸鈉
或碳酸氫鈉
肥皂製造廠
水
用水清洗
脫色
陶土
蒸氣
壓濾機脫色
高壓真空
蒸氣
蒸氣機除臭 220～240℃
注入
精煉油

圖 4　工業化製油流程圖

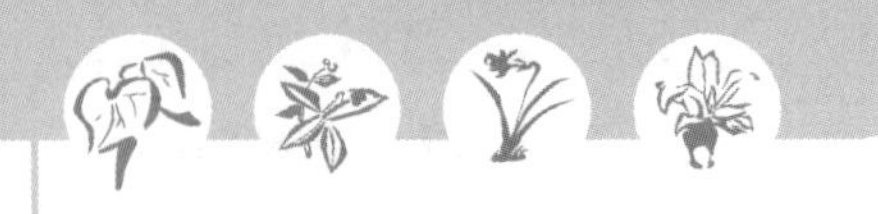

世界首屈一指的油類專家伊拉茲瑪斯（Udo Erasmus）在 *Fats That Heal, Fats That Kill* 一書中這麼提到：

反式脂肪酸透過酵素作用完成組合，產生不具生物機能性的轉化物，並且會阻撓身體內必需脂肪酸的作用。由於我們對「多元不飽和」一詞與健康之間的聯想，讓我們誤以為自己買的是高品質、對健康有益的商品，然而事實上買到的卻是能摧毀身體健康的產品。

另一段則摘錄自加拿大魁北克省拉伐爾大學營養系教授畢森（Bisson）的談話：

不論是想要替大自然或是想替這些新型的分子（透過氫化而成的）做出精準的預言，就實際上來說是不可能的。這些油脂原本的天然植物油來源（有時候甚至會標明「純」字）與這些已經部分氫化的產品之間，早已產生極大的化學組成及天然化學分子結構特性上的改變。美國的油品化學專家德頓（Herbert Dutton）說：「假如氫化程序是今天才被發明的話，或許油品工業就不會採用這種加工法。」此外他說：「提出這個論點的基礎是根據人們警覺到我們之前過於輕忽了氫化過程中所形成的同位異構素的複雜性，以及它們在新陳代謝及生理方面的負面影響所致。」

所有的精煉及加工跟我們原本要達到的理想——讓產品盡可能接近天然——是背道而馳的。或許我們樂於見到的程序只包括像清洗種籽、去皮、然後回復到直接小量的冷壓生產——沒有更進一步的加工、加熱處理，然後裝在深色玻璃瓶裡防止光線造成氧化。當然，這也表示我們要的這種油價格會非常昂貴，因為生產商無法賺到從精煉過程中所能獲得的利潤，但是這種油就是充滿生氣、最接近天然的產品。這也表示人們的購買習慣，甚至生活方式都必須有所改變。這種回歸到小型農場與小型製造廠的理想情況對於二十一世紀初的現在而言，可能只是個浪漫的夢想。

公平地說，這樣的製油方法其實並不完全行得通，你必須自己決定要做哪些方面的考量。譬如說，有些油實際上根本不可能找得到，而且即使找到了也得盡快使用，因為它們變質的速度很快。所以就精煉的角度來看，我們可能必須對某些油品做出妥協；另一方面，對於某些其他種類的油，我們也能夠找到理想中未經加工的優質產品。經驗在這其中是一項很重要的因素。光靠理論也是可以，但是大自然並不會永遠都如我們所預期地運作。

在選擇植材原料時，經濟因素與植材來源扮演著重要的角色。只有極少數的油，例如橄欖油，才是研磨後可以直接食用的。初次的冷壓會使用到五公斤的綠色橄欖製造出一公斤的橄欖油；其他銷耗用油的種籽或堅果多少都會經過一些加工程序，其中的理由很多，包括為了除去油品在儲存時可能產生的毒素。然而油品本身並不會幫助細菌生長，相反的反而較容易造成某些特定維生物的生長，例如黴菌。

從實用與實際的角度來考量，你必須決定自己使用植物油的目的是什麼。你可能會為了達到治療的目的而選擇某一種品質的油，因為這種產品很快就會被用掉；你也可能會因為考量到某種保養品必須能夠耐熱，還要有三年以上的保存期限而選用另一種品質的油作為其中

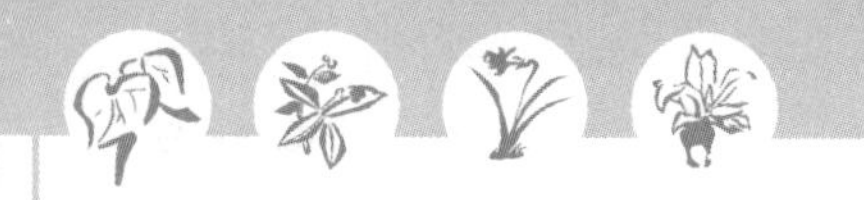

的成分。

生油、初榨油和精煉油，究竟哪一種好？

讀到這裡，你應該明白其實沒有一個簡單的答案能回答究竟哪一類的油是最好的問題。使用目的是最重要的。即使我認同有機、未精煉、初次榨取的基本主張，我也無法在針對每一種外部使用的情況時，都非得堅持這樣的觀點，或是清楚地辯解。

「物質的整體大於其部件的總和」一直是自 1960 年代起就開始推廣的整體概念（holistic thought）的格言。許多人都是根據主張任何一種食物來源在從化學層面來看的時候，其實和另一個食物來源都一樣好的這種分析論點為基準，進而做出在飲食方面的建議。然而對於一般人而言，某些物質的確會比其他物質更適合他們。我們不能小看這一點。完整油品裡，譬如生油，也有可能裝有人工合成的物質。從醫療角度被視為夢幻童話的保養品界，極少有關於這方面的資訊釋放出來，在大部分的藥典裡，植物油的評價很不幸地都不夠高。

植物油有其實用的一面，但它們也算是食物、化妝品以及醫藥業的其中一員。奇特的油品例如酸渣樹油（Andiroba Oil）、巴巴樹油（Babassu Oil）、摩諾依油（Monoi Oil）和瓊崖海棠油（Tamanu Oil），都各自擁有令人好奇著迷的特色，這些神祕又奢華的特點可能對於實用性與實際使用效果來說不怎麼樣，說穿了它們可能只是一種流行趨勢。如果某一種油需要運到大半個地球之遠的地方，那麼它可能需要加點工使其擁有較高的穩定性及實用性。

至少我們可以說，「生油」、「初榨油」和「精煉油」這幾個詞其實是很含糊的。所謂的「最佳」品質，有時會和我們預期中的標準有落差。油都是來自於堅果、種籽，有時候也來自果肉或果實內的種籽，如橄欖和酪梨。「生油」就是指單純萃取過程後的最終產物；「精煉油」則是指經過更進一步的加工或工業化手續的油；而「初榨油」則是指生油中的其中一種。

生油就是指未精煉的油，但並不代表是未經過任何程序處理的油。生油或它的植材原料，都至少經過清洗、風乾、去殼、碾壓，有時也會經過加熱消毒或抑制天然酵素的活性，經過加壓及過濾的程序。初榨油是透過機器萃取程序的生油，生產過程中的溫度應該保持適中，以防其中成分產生變化。生的初榨油多少都應該會受到它們本身所含的抗氧化物質保護，而保存期限就如同我們之前談到的，必須視油本身所含的脂肪酸種類與數目、雙鍵的數量、少數額外成分（例如天然抗氧化物）的本質，以及儲存的環境條件而定。想當然爾你會發現有許多關於生油的資訊都被拿去描述自己那些被精煉過的表兄弟們。

購買專門用油時，不妨看看你的供應商用的是怎樣的倉儲設備。有些公司實際上是在花園小屋和後院倉庫裡營運的。網站上多媒體的呈現手法背後經常隱藏著劣質的資源。有些供應商的儲油桶不是沒有封口，就是桶子裡空著大量的空氣【審訂者按：容器裡頂空太多】。他們也可能把油儲存在錯的塑膠容器裡。應該要找會把油儲藏在氮氣環境下的供應商，而當你買到品質優良的油，開封後要盡快用完。有時候廠商會額外添加抗氧化劑，通常會使用天然或人工合成的維他命E，即生育酚（tocopherol），小麥胚芽油裡就含有這種成分。

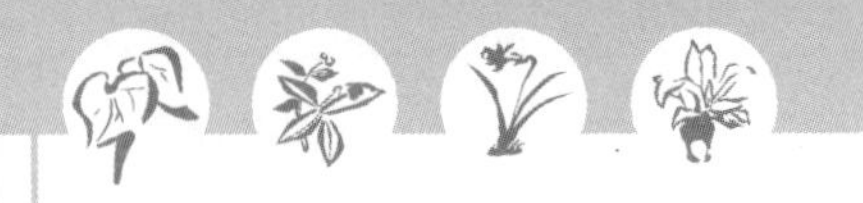

標籤上常見的名詞

初榨 Virgin——單獨透過機器方式取得的油，所加的熱並沒有改變油品本身的質地。

頂級初榨 Extra Virgin——一種難以想像的專有名詞！必須經過口感與香氣的嚴選。專指橄欖油時，代表含酸值在1%以下的油品。

精緻初榨 Fine Virgin——代表含酸值在1.5%左右的油品。

半精緻 Semi-Fine——含酸值在3%左右。這類油算是「正常」的一般油品。

初榨燈油 Virgin Lampante——用來形容橄欖油的一種名詞。含酸值高，用於精煉廠或工廠內的照明用油，但是由於十分廉價，的確有流入芳療市場的現象。

精煉 Refined——含蓋範圍很廣，包括含酸值經過調整等特殊處理的油，並且一定很可能來自於初榨油。

純 Pure——詞意含糊，可能是指初榨油與精煉油的調和油。

渣滓 Residue——標籤上不太可能會看見的專有名詞。這是從用過的冷壓植材，以溶劑萃取法所得的油，作為工業用、量產商品烹煮以及化妝品用油。

精煉的問題與原始植材非常有關——其堅果、種籽與果實。假如植材原料不符合人們消耗、植材陳舊、產生質變、發酵現象，甚至遭受幼蟲啃食，那麼成油就可能遭受到霉或酵母菌這些有害元素的污染。優質的杏仁最好拿來吃、做成巧克力和蛋糕！之前我曾提到油品本身不會幫助細菌滋長，但其他毒素卻有可能。這就是為什麼假如你購買生油或初榨油時，應該選擇品質條件最好的。

一百多年前，人們發現油裡面含有其他成分，稱為甘油、維他命、非皂化的成分，以及不受歡迎的物質，如霉菌和黃麴毒素。長在堅果和種籽上的霉都屬於潛在的致癌因子，並且對肝臟有害。我們目前已經留意到產品中可能有殺蟲劑或其他農藥殘留的問題，所以其他成分就取決於所謂消費者個人的偏好，例如可能會在低溫環境下造成混濁現象的蠟質。（相反地，假如消費者就是要完整的油——這就是個加分。）另外油品中可能有水分，而這會是產品出現品質不穩的因素。天然游離脂肪酸尤其容易產生氧化情形。

所以進行精煉程序不但是為了經濟因素的考量，也是為了要減少上述各種問題的發生。有些精煉手續比其他手續來得溫和。精煉按照其所要達到的目的扮演不同的角色——有些油必須經過某種程度的精煉，好讓它們得以堪用。

並非每一種種籽都是人類的日常消耗品。葡萄籽、櫻桃核以及玫瑰果種籽（並非玫瑰果果肉）就屬於非日常消耗品的用油，這些物質的特殊本質使得它們必須透過某些特殊的工業程序處理，好讓它們變得有用。

或許橄欖油比較幸運，同樣幸運的還有酪梨油、棕櫚油與椰子油，很少有植物能像它們的植物本身產油如此容易。橄欖油由於其重要地位，在歐洲有特別專屬制訂的品質標準，這些標準早已在 1959 年就生效了，雖然自從那之後還有後續的修改與增訂。對於一般使用者來說，這種油是一開始品油時最容易上手的油。有些商店現在還會舉辦這種類似品酒的品油會。一旦你懂得鑑識這些油之間的不同，就像分辨精油之間的不同一樣，「小小一滴」當中就充滿了生命的品質與生命中那細微的部分。假如你要花大把鈔票做療程，像是去某間特

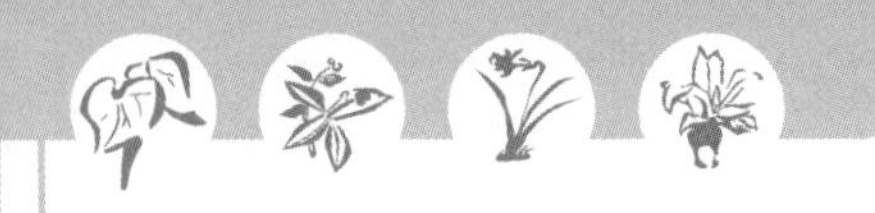

別的 spa 享受的話，那麼你有絕對的權利要求與期待獲得最優質的服務，這會令你的體驗感受及你從療程中所獲得的益處大有不同，但也可能增加了永遠只進最廉價材料的該品牌或飯店的預算。不過你是值得更好的！

假如你想要的是真正的益處，而非一次普通的假期按摩，富有愛心的個體戶治療師可能是獲得真正高品質的最佳選擇。看看他們用的是什麼油，當然也要做好帳單金額可能會比較高的心理準備。大型品牌會要求較高的利潤，所以可能會為了迎合股東對於增加利潤的要求而將品質降低。

同一間工廠裡所進行的精煉過程可能會生產出各種不同工業所需要的最終產物，我們在之前討論到人造奶油的製作時就有簡單提到這一點。肥皂或洗劑製造可能就是油的最終目的地或市場所在。有些特定種類的油最適合這種處理方式，所以你可以想像，這個龐大的製油工業裡存在著專門精煉廠或專屬程序。皂化（saponification）一詞其實就是製作肥皂的意思。

有時候你會注意到每種油都有一個皂化價（SAP），這是一種便於我們計算出製作肥皂時每使用一公克該種油需要幾毫克的氫氧化鉀的數值。相反地，你也會發現非皂化量這個名詞，這項資料會出現在物質安全資料表上。每一種油都擁有一張安全資料表（SDS；Safety Data Sheet）以有利於工業製造廠參考。有時候醫院藥房裡也會備有這類資料，但事實上它們在這些行業以外的實用價值並不高。適合用於處理大量油品時參考的資料套用在處理幾小克油的情況是沒有意義的。照字面上來說，非皂化量就是指不會與強鹼產生反應形成肥皂的成分。從製皂者的角度來看，這些都算是雜質；但是由於這些雜質中含有維他命、固醇等重要成分，所以這些油能透過健康食品業重新再海撈一筆。

假如你用油的目的是要做肥皂，要注意幾個步驟。油裡面的脂肪酸必須從甘油中分離出來。當酸與金屬產生反應時，會形成鹽。油裡的脂肪酸成分會與某種金屬產生反應，形成一種被我們稱為「肥皂」的鹽。過程中我們用到了氫氧化物；鈉會製造出堅硬的肥皂，而鉀則會使製造出來的肥皂比較柔軟。當然這種說法有點過度簡化了，但是這已足以讓我們明白植物油的多用與易變性。

我們已經提過精煉油的其中一個目的就是透過除去游離脂肪酸使油變得中性化。用蘇打進行中性化程序是最常見的。肥皂甚至可以用已降解或正在變質的材料來做。酸和鹼結合在一起，同時在容器裡加熱和攪拌，肥皂會沉澱到容器底部，然後引流出容器外。剩下的油就用熱水清洗幾次，以除去所有微量的肥皂及強鹼。任何過多的水分則會在一個溫度維持約在 90°C 的噴霧塔中被移除。這就是皂基的製造方法。

雖然肥皂和洗潔劑擁有不同的慣用名詞，但它們都屬於清潔用品。即是它們有著不同的特性或來源，但它們的作用是相同的——比方我們會從製作肥皂的過程中隱約接觸到一些我們常在洗潔劑、洗髮精及其他清潔用品的瓶身上見到的相關名詞，例如十二烷基硫酸鹽（lauryl sulphate）。月桂酸（lauric acid）是椰子油與棕櫚油裡的主要脂肪酸，也是洗劑製造商最愛用的成分，於是我們經常會在洗潔劑的瓶身上看到“coconut derived”（轉化自椰子）或類似辭句。從化學與「天然」的角度來說，這種成分當然是費了幾番功夫才從椰子轉化而成，但我們可以確定的是這些都仍比那些來自於石化工業的材料較

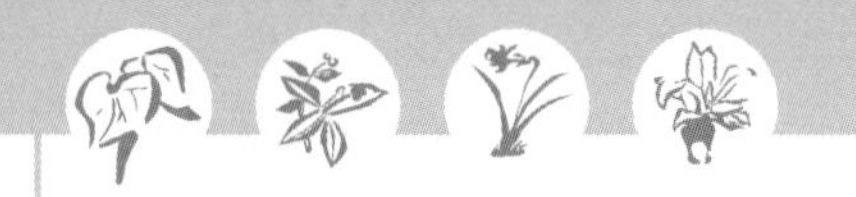

好。為什麼呢？因為這些由椰子轉化的成分至少是來自於可再生的資源，可以源源不絕地提供經營管理及就業機會。

當然每一種製造過程都有它的缺點以及／或副作用，每個人都應該按照自己目前的了解程度來制定分際。理性的教育是進步的關鍵，而不是靠宣傳炒作和來歷不明的某某專家替特定品牌掛名背書。舉例來說，植物性的清潔劑使用在皮膚上的時候，常常與癌症聯想在一起。你現在應該知道所有種類的油都具有酸鹽基，皮膚的刺激會導致癌症，想想有的人會透過跳躍式思考法把這兩種症狀聯想在一起，似乎也不怎麼奇怪。這兩者之間的因果的確有可能存在，但是別忘了還要考量到發生的機率、損益因素、稀釋濃度、生物分解性、個人皮膚的反應情形，還有個人選擇自由和由於政治正確而限制過當的法規之間的平衡。治療師假如碰到對這方面有疑問的顧客時，應該幫助顧客與患者做出明智有理的選擇。

油品的製造工業化與精煉化讓我們對脂肪有了另外的評估標準。「碘價」（iodine value）代表著脂肪的飽和度。飽和脂肪具有較低的碘價，而不飽和脂肪則具有較高的碘價，這對於想要較硬的肥皂或乳化情形的人來說是很有用的資訊。甜杏仁油的碘價為 105，石栗油為 165，而遠在另一端的椰子油的碘價則只有 10。

而「過氧化價」（peroxide value）則是分辨某一種油是否已經快要過期，以及該油是否容易酸敗的有用指示。過氧化價愈高，就表示該種油儲存時愈容易產生問題。

游離脂肪酸的含量也是經常被測量的數據。正如我們之前談過的，這些物質是造成酸敗的主要原因，並且出現在生油裡。對於應該將它們除去與否的爭議，正反兩面各執一詞，而正如我之前所說的，使用目的與儲存難易是抉擇的關鍵之一。做決定時也必須考慮到油品本身。我們很難去辯解為何玫瑰果油特別容易變質，但卻仍舊被視為療效極優的用油。我們之前已經提及透過製造肥皂來除去游離脂肪酸，所謂的酸值（acid value）就是指油所含的游離脂肪酸百分比。

游離脂肪酸不但使得油產生不太好聞的味道，本身也構成了油的天然氣味，也就是我們所熟悉的堅果般香氣。所謂的除臭（deodorisation）是指在高度真空及高溫環境下透過乾式蒸汽將高揮發性氣味分子移除的程序。你必須決定是否想要讓按摩油帶有明顯的堅果油味，甚至可能會和本身的香味相衝，或是完全無味的油。

使用天然的材料愈來愈能代表某些整體治療或自然療法的可信度。然而由於某些生油可能是透過溶劑萃取法製造的，人們會想要使用初榨的油，而這些油的植物本身可能並沒有辦法產生出榨油，於是你不是得在有限的選擇範圍內選用，就是得做出某個程度的妥協。

大部分列在產品資料單上的數據都是工業用的數字，這些數字對於我們在家裡、診療室或沙龍裡的利用價值並不高。

現在我們應該明白不同供應商所提供的油品有著極大的差異。某種號稱「純質」的油其實可能是初榨油與精煉油的混雜品。味道、顏色、氣味，什麼都可以列上去。最常見的例子就是葡萄籽，它的「天然」油或生油是呈黑色或瀝青色的——只能精煉過後才能用。這是整體治療師想要的東西嗎？雖然植材原料都是葡萄籽，但透過不同的製作程序會產出極不相同的產品。同樣地，經過高度精煉的淡椰子油（light coconut oil）也和椰子脂（coco-butter）及椰乾油（coprah oil）很不一樣。所以除了考慮到製造技術與個人主張之外，也必須思考實際的使用目的。

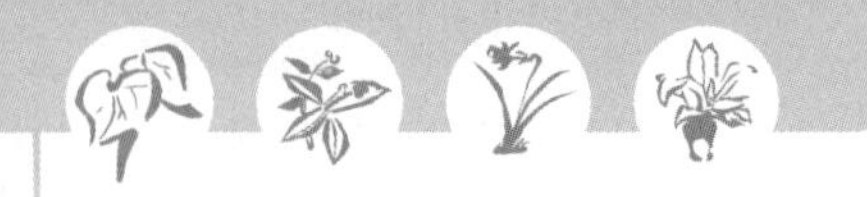

購買者、治療師或療程顧客應該對於自己所使用的東西的本質有清楚的了解，通常價格稍微高一點的產品都會有它的價值。對於美容品（而非具有療效的芳療產品）來說，初榨油或生油比較難處理，在許多情況下都不適合應付大眾市場。所以執業中的治療師們只要能遵照使用原則與遵守治療倫理守則，都能提供比百貨公司裡的瓶瓶罐罐更優質的產品。

有機油品的價格

我們這豈不是本末倒置了嗎？當我們在談論油品的時候，除了講到有關可能污染物的相關部分以外，很少提及植材原料本身品質的問題。有機農耕現在愈來愈受歡迎，在大眾心目中，「有機」的意思代表種植過程中沒有使用人工合成的化學除草劑、殺蟲劑或肥料。這種說法雖然正確，卻也過於簡化。就某種程度而言，有機農耕是試著在複製天然土壤的條件環境。嚴格地說，這是一種在沒有輸入大量人工材料的情形下增進生態持續永久性，並且維持土壤肥沃的農耕法。

使用有機栽種的堅果與種籽所榨取的油是行得通又較受人歡迎的趨勢。這當然會使你的選擇受到侷限，而且買有機油品通常得花比一般作物更多的錢。消費者並不喜歡這樣，而更不幸地是就連治療師們也會怨聲連連。由於超級市場的普及化，許多非有機農耕的農夫們已經被迫關門大吉，而有機農耕的農夫們也正面臨著相同的價格壓力。超市可能是個購物的好地方，但是那些追求流行的採購員和主管們卻都不是打從心底認同天然產品。商品的價位應該直接反應其實際的生產成本；假如不是這樣的話，那麼有機農耕就永遠只是種邊緣的附屬商業活動而已。整個社會應該停止這種只愛低價物的觀念，光砍價是不會提升商品品質的。

十六世紀時，哲學家培根（Francis Bacon）極力主張人們「征服大自然……並且讓它成為你的奴僕」。我們在這一點上似乎做得不錯，然而就像所有奴役制度一樣，到最後人們發現自己同時也付出了無法承擔的代價！我們必須改變觀念。大自然與社會仍然受到啟蒙時代下所形成物質社會的運作模式的毒害，而有機農耕的實際意義也因為人們不在乎科學，只深信所謂保留生命力的活力論思想而遭到扭曲。時節更迭，人們的辭彙也不斷在改變，從物理的角度看，生活裡其實還有許多比化學更加值得探尋研究的東西。

我熱愛購買有機產品有許多原因。舉例來說，便宜的農產品——比如馬鈴薯或油——其實是非常昂貴的。一個普通的英國家庭在 2001 年間，每週都付給政府 16 英鎊的農耕津貼，另外還有每週 11 英鎊來修補因非有機農耕而造成的環境破壞。我們花幾百萬英鎊在醫療方面，但是卻沒花幾個錢讓自己吃得更營養。我們肯花幾百萬英鎊在家庭娛樂上，卻能為了一根胡蘿蔔的價錢而抱怨個老半天——即使是非有機的廉價胡蘿蔔。1970 年間我們花了 24%的家庭預算在食物上，而今天這個數目已經降到 16%，並且這其中還包含了近年來消耗量明顯劇增的精製類食品。

所以為什麼店裡面的有機產品比較貴，而且假如你跟特別的郵購廠商訂購的話更貴？歐盟從納稅人的口袋裡給付津貼以幫助集約農耕，造成了生產成本不平衡的現象。此外，普瑞堤教授（Prof. Jules Pretty）預估每年大約有兩萬三千億英鎊的清除成本與 clear up cost。一塊農地要轉為有機耕作農地，至少要花兩年的時間，由於這個過程中的農作物都不能算是有機產品，伴隨而來的是面臨沒有收入和沒有

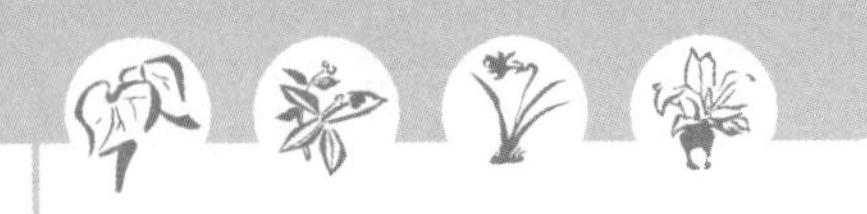

額外津貼的風險。在轉換的期間，有關土壤肥沃的新訓練、設備及投資都得花錢。非集約農耕就是這麼一回事，所以產收量可能會降低。而輪耕法是騰出 25%以下的農田面積不種作物，讓土壤重新建立肥沃度。生物多樣性是耕作系統的組成要素之一，所以野生動物也必須納入管理之中；這也算是一項成本。由於傳統種類的種籽並非用來應付集約農耕的生產規模，所以有機耕作用的種籽也比較昂貴。有機農耕需要較多的人工及較少的機械化運作，這種不依靠農業化學品的農事管理需要有良好的用人與訓練制度。有機農業並非一種廉價的農耕方法，但是即使如此講究的農耕方法也只是冰山一角。光是一顆有機的葵花種籽從農田到治療師的手裡就可能會發生很多種狀況了，更何況還有許多其他的品質參數得考量到！

使用有機材料將會使選擇變少，但是所有的油品都必須是有機才好嗎？難道我們不能最多只用個十來種有機油品就行了？不可否認這是可以的。我已經提出某些只要經過簡單壓榨程序就能產油的堅果和那些需要大量熱能與壓力、或甚至需要以溶劑萃取才能產油的種籽之間的不同了。我們不可能生來就只得靠科技，或是某種連我們的祖先都沒吃過的時髦種籽才能獲得必需脂肪酸的。很多油的來歷其實是別的工業所摒棄的廢物，葡萄籽就是其中一個典型的例子。這個本身並不是件壞事，但是它們的製造過程依然頗具疑問，而且它們的價值也都是奠基於假設性的化學理論。彷彿前一刻所有的人造奶油都是好東西，而所有動物奶油都是不好的——但現在我們有了更平衡的觀點。

在芳香療法與身體保養中，扮演主要角色的還是美容與香水用品。大部分的製造商一點都不在乎產品活性的問題，除非為了強調油在身體上會形成一層保護油膜這種常見的作用。真正的理由在於一點點的奇異果種籽油會比葵花油更吸引人，當然除非我們能拿到有機葵花油——有機的總是比較高級。但是我們能讓供應價格降低、我們能令顧客自願多花一點點錢嗎？這可是個值得好好思考的問題。

Chapter 5
用於皮膚護理與營養方面的益處

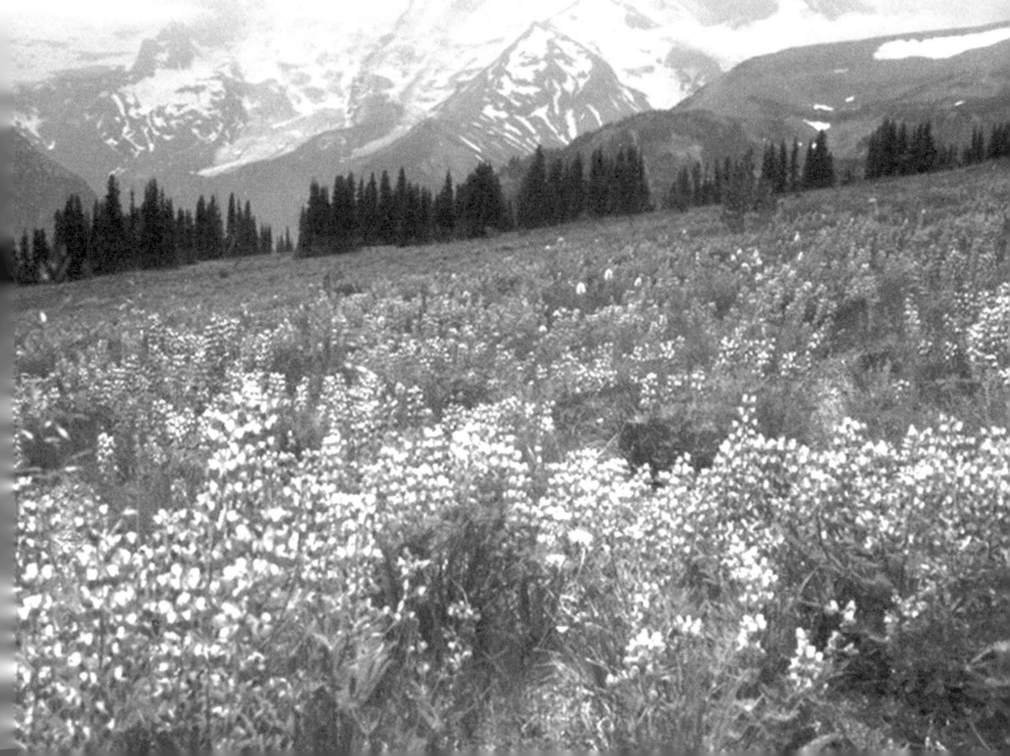

脂肪或油類是細胞壁、細胞內膜的主要構成要素，這些構造的特色就是由兩層磷脂質所構成。最常被影射成壞東西的膽固醇，也是這類膜的基本構成物。由此可見油在皮膚保養方面扮演著重要角色。

芳香療法可能是當今最大力推動油脂的表面塗敷的提倡者，且同時也重視油脂在飲食方面的影響。一個人體內的維他命、礦物質以及脂肪酸的狀況，對於身心健康和外表美觀來說特別重要。許多美容沙龍也已經開始推出包含針對皮膚保養的健康食品的療法；許多這些健康食品也都含有豐富的必需脂肪酸。

皮膚本身含有數種脂肪及其他相關物質。下列是「一般」皮膚脂肪裡常見的成分：

三酸甘油酯	32%
游離脂肪酸	28%
蠟質	14%
膽固醇與酯類	4%
鮫鯊烯	5%
其他碳水化合物	8%
固醇	9%

植物油最起碼能使皮膚柔軟潤澤，它們是人類史上最早被使用的保健品與保養品。由於它們不容易造成皮膚刺激、敏感以及長粉刺的現象，所以經常被人用來作為保養品。它們能夠使肌膚摸起來很舒服，對皮膚也真的益處多多。保濕與柔軟都是油類對皮膚進行的基本作用。

我們的身體會自己生產一種具保護作用的油，是脂肪酸與甘油的

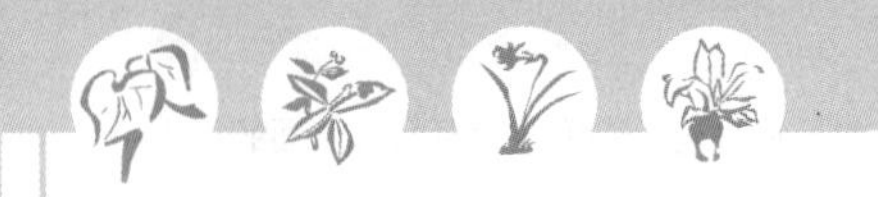

混合物，我們稱之為「皮脂」。皮脂是由特殊的腺體製造，這些特殊腺體受到荷爾蒙的控制，並且作用狀態在進入青春期後呈現最高峰。隨著人們年齡的增長，這種最佳天然保濕劑的生產量也跟著降低。擁有地中海型膚質或偏油性膚質的人據說比膚質較為偏乾的人更不容易皮膚老化，因為他們臉上較多的皮脂能抵擋長時間的陽光曝曬。

而能夠取代皮脂的天然物就是植物油。有些油的吸收速度比其他的快，有些油的質地則比其他的油更厚重，特別是飽和類油——例如椰子油——而且我們甚至可以說它們的質感很油膩。質感適中的油通常都是單一不飽和的，譬如酪梨油、甜杏仁油、橄欖油及芝麻油。葵花油內主要都是多元不飽和脂肪，就和胡桃油一樣，這些油的質感都比較清淡。

我們的皮膚有兩個基本層，外層稱為「表皮層」（the epidermis），其中最深層的部分負責生產新生的皮膚細胞，稱為「角質細胞」（keratinocytes）。這些細胞的名稱來自於叫做「角質」（keratin）的堅韌且無法溶解的蛋白質。這些皮膚細胞持續不斷地被向上往身體表面推擠，當它們愈往上移位時，細胞本身的生命正漸漸流失，卻也形成了我們肉眼所見到的皮膚。這個最頂端的表面稱為「角質層」（stratum corneum），這是一種由死細胞和即將死去的細胞所形成的乾性保護區。較為薄層的「真皮層」（the dermis）則是由膠原蛋白與彈性纖維這類蛋白質纖維所形成的網狀組織，這種結締組織即形成了我們的身形軀幹。在這層皮膚以下以及整個網狀組織內都佈滿了運輸養分到表皮基底層，以幫助形成新的角質細胞的血管。真皮層中也埋有許多腺體、神經以及感覺受器。

角質層是表皮或皮膚接觸周邊環境的那個部分，是我們與外界接觸的所在，它不但反映出我們的形象與健康狀況，同時對於環境與自己的生活型態所帶來的任何狀況也都得照單全收。我們都知道，角質層是由一層層完全角化的細胞所組成，之間以充滿脂質的細胞間隙所填滿，這些脂質本身形成薄片狀的雙層組織，這個部分的主要脂質叫做「神經醯胺」（ceramides）。這種物質也存在於穀類油品中，所以角質層這個區域並非那麼「死氣沉沉」，反而是能支持皮膚生物運作的活性區域。這種多層薄片狀的薄膜結構負責使肌膚的保濕度保持在最佳狀態，並且讓皮膚擁有年輕、有彈性的外觀。

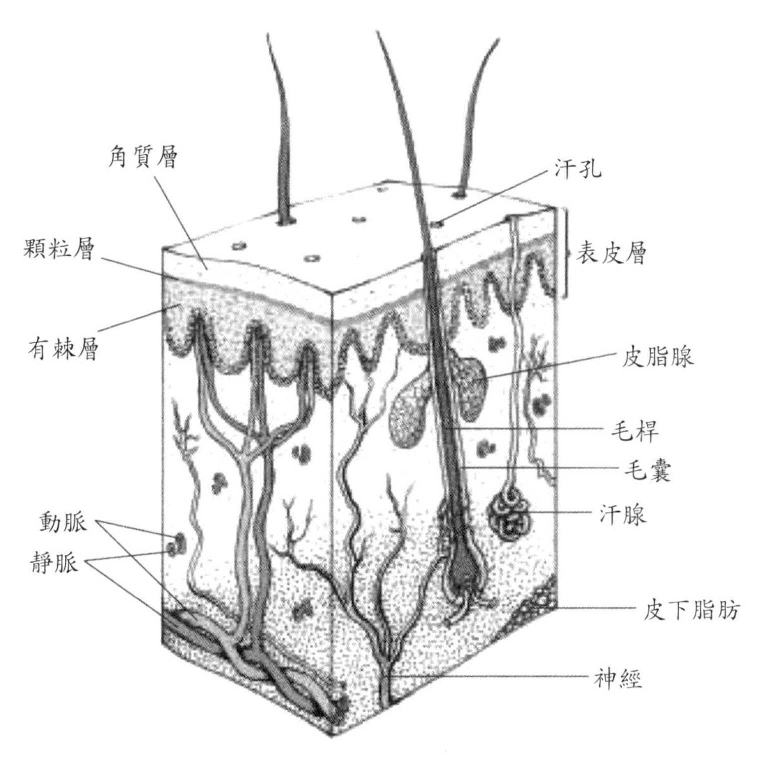

圖 5.1　皮膚結構圖

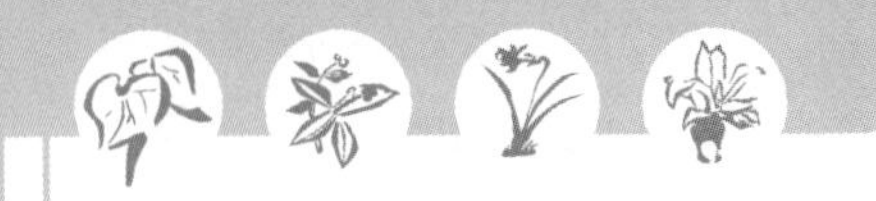

皮膚內的膠原蛋白具有強效保濕與記型能力，所以膠原蛋白是負責讓肌膚擁有豐滿或基本的平滑與彈性的主要因素。當脂質的屏障不夠強韌或是遭受破壞時，膠原蛋白就會出現水分流失的情形。這種缺水的現象使得肌膚看起來鬆弛下垂，所以應該要好好照顧皮膚的油性膜層，讓膠原蛋白維持在最佳狀態。

當皮膚細胞逐漸移往表面時，它們的外型會改變，漸漸變空或變扁平。我們可能會合理地問為什麼它們不會掉落，並露出新鮮的細胞來？事實上它們的確會這樣。我們的皮膚不時地在脫落；平常在家裡看到的灰塵大多都是脫落的皮膚細胞呢！幸運的是我們的皮膚細胞不會同時脫落，皮膚細胞之間是以一種類似水泥的東西附著著的。

所謂細胞之間的「水泥」是由體液的混合物所組成，不但促成皮膚的外觀與質地，也在細胞發展方面扮演著功能性的角色。這種「水泥」包含了我們所熟知的磷脂質與脂肪酸，特殊的醣類物質也和胺基酸一併存在，所有這些東西結合在一起，讓皮膚成為一座活而有力的製造工廠，而非只是一層光有少數精密作用的外殼而已。有時候我們都忘了這是最能反映出我們的健康狀態的器官。

人們曾經以為皮膚只是個「屏障」，只是個我們存居在內的外殼罷了。而今我們都認同它其實兼具了物理與生物方面的活性，其中極為重要卻往往被低估的就是調節溼度的作用，即含氫物質的流動（the hydric flow）。

皮膚表面還有另一層經常被遺忘，或許稱它為「系統」更為恰當。它對於水分的保持相當重要，並且被稱為「皮膚的酸性保護膜」（skin acid mantle）。這層皮膚酸性保護膜對於皮膚健康也是不可少的要素；它是我們對抗病菌的第一道防禦線，所以也是身體防禦系統的一部分。它不但是汗水與皮脂的混合物，同時也由各種不同的細菌菌叢所組成。這層保護膜不但是身體防禦系統的一部分，也含有維持皮膚水分的元素，透過植物油按摩能幫助這套重要的系統運作。

眾所周知的植物油用途

正統的標準教科書仍然告訴我們植物油無法滲透入皮膚。大體上來說這種說法是對的。但假如皮膚呈現乾燥狀態，油可以滲透到最理想量的最低標，這不但成了防止水分流失的屏障，透過其生物方面的活性，甚至能以生物合成的分解產物形成皮膚的天然保濕因子，成為極佳的保濕劑。分子的大小應該能告訴我們，精油分子夠小，所以能輕易穿過皮膚，而植物油的分子對皮膚來說就太大了。然而我們稱植物油為「媒介」，不只表示它們在瓶子裡能與精油混合並支托著精油，同時還能將精油承載到皮膚裡頭。精油具有非常高的揮發性，它們天生就是會往空氣裡跑，而不是下到皮膚底層去。當然精油為什麼會進入身體系統內遊走有許多更複雜的原因，但是一般來說我們必須明白當精油與植物油調和在一起的時候，它們是比較容易向下滲透的！

正如我們之前已經提示的，油有分質地較厚重與清淡的。根據邏輯推理，一般可能會認為質地愈清淡的油滲透入皮膚的速度愈快。每一種油都有其特定的「黏性」（viscosity），這是比「厚重」或「清淡」更準確的形容詞。黏性與溫度有關。所以在瓶子裡看起來黏性很高的油，在溫暖的皮膚上可能表現得就會不一樣，有個經典的例子就是椰子脂（coconut butter）或椰乾油（coprah oil）。在實際臨床上，斯拉夫式按摩（Slavic Massage™）已經證實大量高黏性的調和油能在

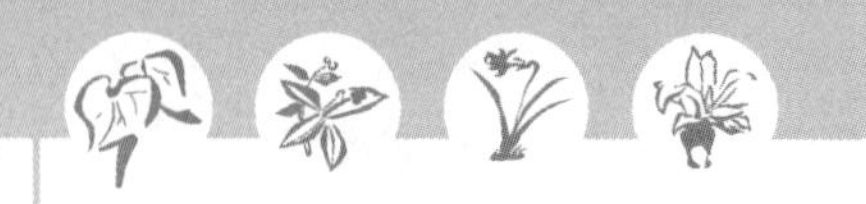

不留下黏膩的殘油或使皮膚任何油膩感的情況下滲透入皮膚。我個人認為，特別為這種按摩法所研發的「斯拉夫按摩油」（Slavic Massage Oil™）之所以能滲透皮膚是因為它的使用方法，多年來我發現正確的用油方法能幫助增加其吸收度。這種方法會透過講座的方式示範。

談理論是件好事，但大自然可不是墨守成規的！科學無法清楚預見植物油除了保濕作用之外還能做些什麼。然而在二次世界大戰過後不久，養生保健專家肯頓（Leslie Kenton）也曾經報導過，集中營裡由於有些人的身體無法透過進食的方式攝取維他命，所以囚犯們用葵花油按摩以改善體內維他命的狀況。從那時候起，許多其他體表塗敷的案例層出不窮。但是並非所有的研究都能證實或重複這個結果。芳療師這個全世界最大量運用植物油的使用者，其實能透過執業過程中針對這一點做更多的觀察，或許還可以與營養師或自然療法醫生們合作。

當使用適當油品進行按摩時，我們也同時觀察到必需脂肪酸的狀況有所改善。我們可以推論，除了透過皮膚的吸收之外，皮膚也能透過局部的新陳代謝或甚至來自於通訊分子的訊號，讓身體內部能完全利用經過消化而得的成分，進而達到皮膚本身的需求。姑且暫時不就這一點辯論，我們反而發現到植物油按摩的好處與價值。

這一點和藥草油（herbal oils）有點像。有些藥草油號稱擁有某些益處與功能，但往往這些理論上應該含有這些藥草本身成分的油類裡頭，卻一點都不含這些能提供某些益處和功能的活性成分。許多治療師都說這些油的確具有那些效果。他們只是錯在因為自己所提出的武斷意見實際上是相互矛盾的嗎？他們在睜眼說瞎話嗎？還是這些產生的效果只是安慰劑效應（placebo effect）罷了呢？我不這麼認為。依照我個人的經驗，我認為我們的皮膚遠比我們想像中的還更深奧。療癒式的撫觸再加上植物的記憶，或者你稱之為生命力也好，會是種很好的良藥。畢竟那些穿梭在我們皮膚下面的神經不會是沒用的吧？

不可否認的是植物油用於處理困難度高的皮膚問題時所展現的價值。不論有沒有加入精油，以體表塗敷的方式使用的調和植物油早已展現出它在處理濕疹或乾癬等皮膚問題時的高度價值，這個效果尤其以含有豐富 γ-亞麻仁油酸（γ-Gamma Linoleic Acid）的油品上更為顯著。

多元不飽和的油品通常富含必需脂肪酸（EFA；essential fatty acids）。它們之所以被冠上「必需」一詞的原因是，有別於其他種脂肪酸，它們無法直接從人體製造，而且我們的身體也必須仰賴它們才能存活與作用。你可以將它們比作維他命。由於它們對人體來說極為重要，所以它們必須在某種程度上使用於皮膚，或是透過飲食攝取。必需脂肪酸只能透過我們身體以外的來源攝取，所以對於各式各樣的問題都能帶來特別的益處。缺乏必需脂肪酸的第一特徵就是皮膚呈現乾燥或脫皮的現象。必需脂肪酸的名字很相近，經常被混淆，它們就是亞麻仁油酸（Linoleic Acids）及次亞麻仁油酸（Linolenic Acids）。

我在前一章曾經提過，當分子中出現雙鍵時，該分子也就具有了外形變化的潛力，會有原子種類相同與數量相同的情形，但是排列組合會不一樣。這些不同的外形被稱為同位異構素（isomers），並且以希臘字母 α-（alpha-）、β-（beta-）以及 γ-（gamma-）等方式命名。多元不飽和情形愈多的油品，出現不同同位異構素的機會就愈高。

亞麻仁油酸（linoleic acid）已經確定能幫助降低膽固醇、維持保濕度，並且能幫助建構質地更好的皮膚。次亞麻仁油酸（linolenic

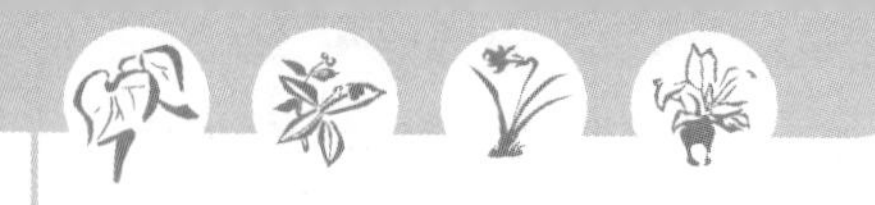

acid）則擁有完整的生物活性範圍，我們的身體需要它來刺激內臟細菌的生成，以便於依次生產出對於皮膚健康極為重要的維他命 B 群，它同樣也能幫助控制膽固醇。這兩種脂肪酸似乎以協同的方式併肩運作。要幫助決定脂肪酸及它們的應用方式，人們以雙鍵的位置為準則，設計出一套進一步的測定方法。所謂的 omega 分類法是一種決定羧酸基（carboxyl acid group；-COOH-）與第一個雙鍵之間距離的方法，從雙鍵開始朝向羧基往回算碳原子的數量。系統中的雙鍵數目不納入考慮，只用第一個雙鍵來算。我們使用希臘字母中的 alpha 到 omega 來命名；omega 是最後一個字母，而 alpha 則是第一個字母，從靠近羧基那一頭開始以 alpha 算起。營養師總是和 Omega3、6 和 9 有關係，有時候也以Ω-3、Ω-6 及Ω-9 表示。有人說人體需要 Omega6 的量是 Omega3 的兩倍。典型 Omega3 缺乏時會出現皮膚乾燥的情形，是所有芳療師都很感興趣處理的問題。

脂肪酸中的 Omega3 家族的源頭是 α-次亞麻仁油酸（alpha Linolenic acid），而 Omega6 家族則來自於亞麻仁油酸（Linoleic aicd）。它們兩個加在一起而成的混合物不但具有支撐細胞膜的作用，還是一種稱為「前列腺素」（prostaglandins）的物質的形成要素之一，這些都是能控制與調節許多身體機能的類荷爾蒙物質（hormone-like substances）。舉例來說，Gamma 次亞麻仁油酸（Gamma Linolenic Acid；GLA）是獨特的前列腺素 1 的前身，這種前列腺素 1 不但負責調節神經系統與心血管系統，也負責調節膚況與皮膚緊實度，許多油品中都含有，特別是橄欖油中含量特多的油酸（Oleic acid），則會產生 Omega9 系列的成分。雖然這不是必需脂肪酸，卻是極有價值的保濕物質，並且能幫助建立健康的皮膚再生系統。

Omega6 脂肪會被身體轉化為 γ-亞麻仁油酸（GLA），然後 GLA 再轉化成前列腺素。GLA 和血壓、血液黏稠度以及凝血現象有著密切關係，除此之外還與神經及免疫機能有關。經前緊張、乳房脹痛以及血糖問題都可以和這種油品及飲食攝取有關。Omgega3 家族非常容易遭受熱能及加工程序的破壞，所以也較為「罕見」。這類家族的最佳來源包括大麻油（Hemp）、亞麻油（Flax）或亞麻籽油（Linseed）、南瓜油（Pumpkin），以及甜瓜油（Melon），當然還有眾所周知的月見草油（Evening Primrose）。

許多不同的皮膚症狀能透過不同種油的口服攝取或體表塗敷獲得幫助。乾性濕疹及乾癬能透過善加利用 Omega3 與 Omega6 的油而獲得全面改善；有發炎性健康問題、記憶力以及／或聽力衰退和水腫傾向的人，能從富含這些物質的油品的調和油中獲得實質上的幫助。正如之前所說的，這些脂肪的最終產物是前列腺素，這正好是恰當視力、聽力、協調力以及情緒方面必須的要素。

新的發展潛力

在更年期之後，皮膚裡某些特定的脂肪酸含量會降低。由於這些是組成天然保濕因子的成分，將這些成分以非口服的方式施用在所需的部位，也就是皮膚底下，是合乎情理的。這其中的一個特例是來自於昆士蘭果油（Macadamia Nut Oil）的棕櫚油酸（palmitoleic acid），只要透過與杏桃核仁油調和即可形成清爽的觸感。由於天然的皮脂膜的構造複雜，將油調和會比單單使用一種油來得有效果，來自不同油品的某些分子與作用原理會以協力的方式作用。當然你可能覺得昆士蘭果油光是用吃的就已經很令人滿足了，但是用在皮膚上又有什麼關

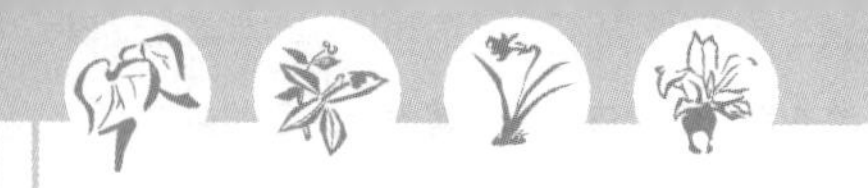

係！偶爾放縱一下又何妨呢？

由於皮膚的狀況隨著年齡或因為壓力的關係而退化，它可能變得更加敏感，容易感到刺激不適及產生油脂分泌的問題，或是出現複合物合成困難的狀況。乾性肌膚與異位性濕疹（atopic eczema）的特色都在於皮脂屏障不良以及表皮層中的神經醯胺（ceramides）含量過低。

在皮膚保養中，敏感或脆弱膚質在定義上是屬於極為乾燥的膚質。乾性膚質很容易感到刺激不適或產生發炎反應，寒冷氣候、中央暖氣以及冷氣空調都會對皮膚產生類似沙漠型的環境。油對於乾性膚質來說是非常有用的。但並不是每個人都喜歡油擦在皮膚上的感覺。油品可以以不同的乳化狀態來使用，像是乳液、乳霜或清爽乳。不論你何時在皮膚塗上保養品，只要外觀看起來是乳霜或乳液的，就是油品的乳化物——一種油與水的混合物。最優質的產品能給予極為清爽的質感或是毫無厚重的觸感，這些一流的乳霜集各種專業技術於一身，包括恰到好處的油品、乳化劑和水的劑量拿捏，以及獨門的調配技術。

洗面乳能透過植物油製成，能溫和不刺激地將污垢清除乾淨。富含卵磷脂的油品在這方面有非常好的效果。我們常常談到羅馬浴，但是其中水的部分是用來做治療與放鬆用的——清潔的動作早在下水之前就進行完畢了！要洗澡的羅馬人先用芳香油來按摩，然後將油刮下來以達到清潔目的。卸除污垢、死皮以及將油塗抹在身上時得用到各式各樣的特殊抹刀，這正好是去角質最棒的方法。

我們都知道，當年齡逐漸增長，我們的皮膚也變得愈來愈乾且漸漸失去彈性；皺紋也隨之形成了。這種結構上的改變主要是由於十分重要的皮脂膜產生變化而造成的。這層薄膜的構成物包含了必需脂肪酸、磷脂質以及神經醯胺，因此調和好的油裡含有對的成分，並且塗敷在皮膚上時，只能在皮膚老化時給予幫助。表皮層能夠代謝修復皮膚正常屏障機制所需的要素，並且讓皮膚看起來狀況很好。如果你的膚質看起來不錯，那麼很可能你的皮膚狀況真的很健康！

即使是油性膚質也可以透過使用植物油得到益處。許多皮膚科醫師都認為這是無稽之談，但芳療師已經以實際臨床經驗證明了這方面的效果。其理論是這樣的。皮脂分泌過多有時候是皮膚對於外界侵略的一種反應，這些外界造成的刺激或發炎的原因很多，從飲食不正常到對於清潔力過強的肥皂或強力洗劑所產生的單純反應都有可能。很不幸地，油性膚質往往令人產生骯髒或不整潔的印象。電視廣告便以這個作為操作手法，搞出一系列到最後反而令皮膚分泌更多油脂的清潔用品，通常目標市場是鎖定在荷爾蒙對於皮膚影響最甚的青少年族群。

在這些情況下，假如單獨使用某一種質地清爽的油或將之摻入乳液裡，或許再加上一種精油或甚至花水或純露，出油的情況就能獲得改善。由於皮脂過旺的造成因素或皮膚本身對過多皮脂的需求沒有了，使得皮膚對於油脂分泌過多的反應跟著降低，整個系統冷靜了下來，並且回歸到自然平衡的狀態。

雖然這本書的內容集中於油脂在芳香療法或化妝品的體外使用方面，我們不妨也針對脂肪在體內消化的過程重新回顧一下。內服與外用其實都必須依循正統的使用程序以及所謂的科學思考來進行。人們通常認為脂肪分子太大，以至於無法穿透過皮膚；然而就在不久之前，當芳療師們說這不完全是那麼一回事，並且說精油能毫無疑問地

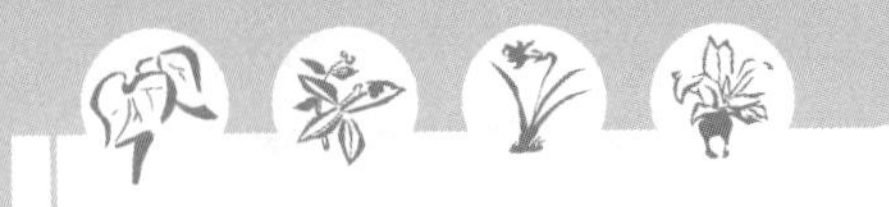

通過皮膚的屏障時，專家們對此是罵聲連連。雖然當時經皮吸收的給藥方式才正要進入市場，但是學術界似乎很排斥來自於自家之外的新點子。儘管學術界擁有廣大的財力資源與人力資源，這裡也可能剛好成了非正統學術界的點子的墳墓。就在幾年前，芳香療法也曾經被學術界嘲笑為是幼稚的無稽之談。香味怎麼會對疾病起任何作用！芳香分子不會穿過皮膚，所以絕對沒有效果可言！這些都是當時學術界常有的看法。

而今這一切都已經改變，許多研究經費也都提供出來支持嗅覺療法（Smell Therapy）的「科學新發現」，以及尋找足以改變世界的芳香物質。原本的芳香療法已經站不住腳，芳療界的先驅們也都不被理會，因為現在什麼都講求「科學」。正當歐盟與其他醫療控管單位尋求如何對人們開發植物材料的權利與自由加以限制時，芳療專業界新上任的高位人士則想要轉身變成體制內的一員，獲得認可與敬重。如此一來將必然會扼殺企業與民眾選擇的自由，摒棄以往個人的豐富經驗，取而代之的是雙盲實驗（通常用的都是錯誤的材料）、標準化以及工業化的材料。

類似的情形也發生在植物油身上，基於安全性考量所做的標準化加工手續現在成了事情的關鍵。我們難道都忘了「安全」本身其實也像其他任何一種行業一樣，是一種奠基於恐懼與完全向著量產製造商及超市零售商靠攏的行業嗎？這些結合在一起，限制了我們的選擇，也將我們牢牢控制在一個「政治正確」的社會型態裡。

植物油與他們的轉化物的確能造成新聞話題，例如月見草油針對經前緊張，或是以玫瑰果油作為抗疤痕劑的消息。只要隨便拾起任何有關另類飲食的文章，很快就會找到推崇將卵磷脂加入飲食當中的報導。反觀任何正統醫科的標準教科書，一翻開就會看到上面寫著：「健康食品店裡所販賣的卵磷脂由於必須透過內臟消化，所以並沒有實質上的使用價值！」不管幾年前才有一群專家眼中的「怪咖」在說「你吃的是什麼，你的健康就是怎樣」，以及飲食攝取對健康十分重要的說法，當時的醫學界似乎很難有人敢跳出來支持這項所謂的「新激進派觀點」。而當生物學對於我們自身的身體系統及我們與環境之間的關係重新攤牌的時候，那些長久以來持有的見解才可能會出現進一步改變的曙光。

當今的我們都認為自己該明白的事都已經明白了，譬如說我們都知道人造合成的維他命和天然維他命之間其實並無不同。但是我個人還真的希望它們之間有所不同呢！我們通常都號稱自己對於人體的機能了解透徹，但是如今進入非主流治療領域的那群人，反而是那些原本置身於正統體系下的醫療工作者們，他們對於「真正的生物學其實並不僅限於教科書上所寫的知識而已」深表同意，更成了令我們心悅誠服的對象。皮膚和鼻子這兩個芳香療法視為基礎根據的器官正受到科學的重新評估，而得到的論據也都有利於這兩個新發現的代謝管道。在不久的將來，我們便會看見英國、美國或日本的教學及醫院或大學會說自己已經「發現」了完整的芳療世界，包括內服或外用植物油能有益身心等等。好的保養要從好的油品、適當的使用方法開始，才能擁有容光煥發的外表和身心靈的健康。

先把此事擱在一邊，讓我們簡單地回顧人們公認的脂肪消化管道。不過請務必牢記，凡是我們吃進嘴裡的東西——即進入內腔或內臟的東西——並沒有真的留在我們的體內。我們的內臟具有一個入口和一個出口；它像是一個穿通我們身體的大洞。內臟本身也是一種特

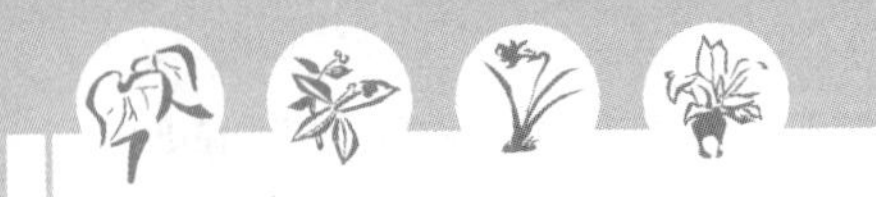

殊的皮膚，用來分解然後吸收食物中的成分。在這個體內世界裡存在著細菌，而且這些是維持生命健康所必須要有的細菌，和身體本身之間以代表性的關係相互依存著。我們將會看見，這其實和我們與皮膚這個體外器官之間的關係是完全一樣的。

在內臟裡，必須有特殊的酵素運作才行。我們的脾臟分泌出一種脂肪分解酵素（lipase），能將脂肪酸與甘油分開。從肝臟製造，儲存於膽囊的膽汁被運送到小腸裡作為分解成分時所需的乳化劑。膽汁本身就含有膽固醇，在小腸的內襯裡，會產生變化將這些成分依次重新合成回細微顆粒後，再透過血液流動運輸到全身。

由於一種油裡頭會比另一種油多出不只一種必需脂肪酸或脂肪酸，按理在調和不同的油品時，應該按照使用的目的來做搭配。這是受過訓練的芳療師所具有的能力，芳療師不但能分辨其中所使用的芳香精油的療效價值，更明白這些精油與活性的植物油或藥草油調和在一起時所產生的生物協同價值。

油也是我們飲食的一部分，各種堅果及種籽都是明顯的來源。那麼沙拉醬呢？不妨大膽試試看。甜杏仁油同樣可以像橄欖油一樣，當成沙拉淋醬或是直接用麵包沾著吃。聽起來很怪嗎？其實這樣的吃法跟在麵包上塗抹牛油或其他抹醬沒有兩樣。油其實是很美味的。好好研究每一種油的好處，然後將它們物盡其用。當你用它們來烹調食物時，把要求重點放在口感上，而且使用時要謹慎，記得熱能會產生使皮膚老化的反式分子和自由基。

透過體表塗敷的方式使用適合的平衡調和油或複合精華來改善肌膚的健康與外表應該是絕對可行的。

1993 年的皮膚科文獻資料庫（Dermatological Archive）裡有報

導：

以體表塗敷的方式使用個體脂質或不完全的脂質混合物時，會妨礙到皮脂屏障的修復，而膽固醇、脂肪酸及神經醯胺的完全混合物能讓正常的皮脂屏障修復；不完全的脂質混合物似乎會從薄片層的表皮體抑制皮脂屏障的修復，造成角質層的細胞間膜結構異常，而這種異常的現象在使用完全的脂質混合物時是不會產生的。

所以要用就要用完整的油品。

脂質占皮膚總重量約 14%。最低層級的細胞，即角質細胞（keratinocytes），主要是被高極性的磷脂質與游離脂肪酸所圍繞著。位於顆粒層的角質細胞含有小小的胞器，稱為奧德蘭體（Odland bodies），這裡正是角質層的脂質合成的地方。細胞間脂質的構成物產生變化，產生膽固醇、神經醯胺以及醣脂類等物質；最後，在皮膚的最頂層，膽固醇、游離脂肪酸以及一種稱為神經鞘脂（sphingolipids）的特殊物質會被釋放出來。

細胞的再生或從基底層位移到表面的過程也會隨著年紀增長而改變。年輕的時候，表面細胞的更新只需要十四天的時間，但是當人年紀到了五十歲的時候，這個時間就延長至兩倍。所以趁早做好皮膚保養是理所當然的，而這樣的保養可以交給正確調和好的植物油來處理。角質層的脂質裡含有大約 40%的神經醯胺、25%的膽固醇、25%的游離脂肪酸，以及 10%的其他物質。

以前神經鞘脂（sphingolipids）一詞是代表某一類神經醯胺的通稱。皮膚的神經醯胺是由幾百種化合物所組成的複雜混合物，其作用

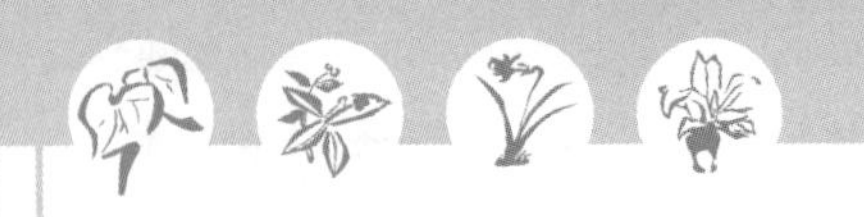

到目前還不十分清楚。皮膚的神經醯胺是高度飽和的分子，而且非常穩定；它們不容易產生酸敗的情形。

其實皮膚並不如我們想像中的簡單，我們對它並非完全了解通透，而且就像嗅覺一樣，我們直到現在才真正開始對它有某些程度上的理解。直到現在我們都還不明白為什麼植物油能在以往被認為是「死的」角質層上產生作用，很可能它們只是單純地扮演著取代已經流失掉的脂質的角色，以重新建立流失或受損的雙層組織。另一種說法是認為角質細胞從油那裡吸收了養分，並且從細胞本身再生產出所需的物質來進行修補。死守著正統科學觀念的人們對於這些說法總是嗤之以鼻，但正統科學的觀點已經出錯了好多次。毫無疑問地，角質層裡的確發生了酵素反應，奧德蘭體分泌出糖分解酶（glucosidase），這種酵素與分離出神經醯胺的作用有所關聯。

從酵素的層面來看，植物油及其中的成分也具有其他好處。人類白血球的彈性蛋白脢（leucocytary elastase）和發炎反應的病理，例如肺氣腫、風濕性多重關節炎，以及結締組織的退化如彈性纖維、膠原蛋白以及已建構的糖蛋白質有關。植物油某些特定的特質能保護體內系統中重要的大分子免於遭受退化的命運；簡單地說，植物油在這方面的作用像是種抗老化劑。

提早老化與組織退化的最大成因之一就是自由基的存在。這些超電荷的原子只要遇到一個能產生反應的分子就絕對不放；它們也是使纖維組織產生交叉連結，造成皮膚缺乏彈性的主要元兇。這些分子碎片是透過每天的新陳代謝而形成的，但是它們也會被所謂的自由基剋星——即抗氧化劑——一掃而空。自由基會破壞皮膚及身體裡的細胞膜，就好比細胞膜產生酸敗現象，壞掉了一樣。假如自由基含量過多時，我們的體內就會產生一模一樣的現象：我們也會變質。

如果細胞壁或細胞膜破裂的話，就會發生滲漏的情形。原本不應該混在一塊兒的物質這會兒全攪和在一起，導致各種問題，甚至大規模的損壞；常見的過敏反應正是屬於這種狀況。會產生自由基的東西非加熱過的油莫屬（回想一下油的製造過程），包括油炸食品以及抽菸——每吸一口就含有大量的自由基。所以你必須知道治療師是否偷偷使用酸敗的油以節省開銷。酸敗的油是自由基的大本營。隨時留意並且使用富含維他命 E、胡蘿蔔素、抗氧化劑，以及抗老化劑的油品。

另一項最近發現的皮膚特性是蘭格罕氏細胞（Langerhans cells）。這些位於體表最接近外界的細胞似乎非常聰明，這些細胞屬於免疫系統的一部分，並且似乎包辦了傷口療癒的大小事務。通訊細胞（communicant cell）其實並不是新的概念。當白血球受到疾病體侵擾時就會請求支援，但既機械化又一板一眼的分析式方法無法促成聰明有意義的細胞間溝通，不過還是得要用分析式的方法來解釋這一切。相同的情況也發生在蘭格罕氏細胞上，它又被稱為「皮膚守護者」或「皮膚監督者」。沒有人知道當油塗抹在皮膚表面時，它們如何解讀這些有益的油。

植物油，這個來自太陽的金色液態能量，對我們來說的確是個好東西——只要是以正確的型態以及在正確的時刻與地點使用。

Chapter 6

植物油檔案

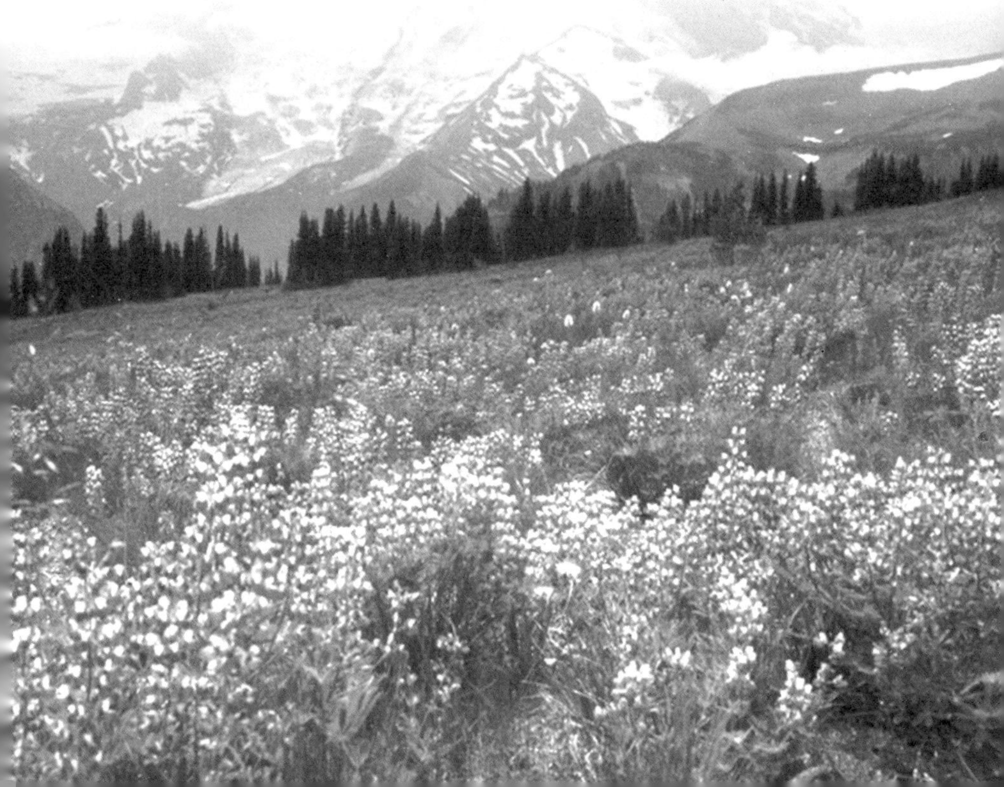

每一種油都有其特性、產地和療效。植物油不僅是基底油，它們可以單獨或混合使用、個別或調配，也可以作為自然萃取程序中的溶劑。和精油一般，植物油也是大自然賜予我們的寶貴禮物。

如果你可善加利用上等植物油的功效，它們可是既安全又穩定。幾千年來，植物油被用在人體按摩、嬰兒按摩和美膚按摩上，從古至今，植物油已成為養分、關愛撫摸的一員。藉著經歷、感覺和觸碰，讓我們一起學習使用這些植物油。

要針對功效，選擇品質最好的植物油，這意謂著你得先了解你購買的產品，尤其是芳療師。通常如果一個品牌的油比另一品牌同種的油貴了幾分或幾角，則表示當中的品質有優劣之別。要依照顧客的需要，使用恰當的產品，不可假設所有加工過的油都是劣等，或是所有原油都是上選的。千萬別認為加工過的油和原油具有相同的特性，它們可是很不一樣的。

接下來的個別檔案中，我們會利用下面的簡寫：

St saturated　飽和

Mo monounsaturated　單一不飽和

Pu polyunsaturated　多元不飽和

本書所提供的百分比皆為平均值或分布值，因此你可能會注意到有些指數加起來低於或超過百分之一百。不是所有的成分都列入書中，有些指數已被四捨五入。因此，本書中的數據都是僅供參考。

另外，書中所記載的植物拉丁文名是摻雜了國際化妝品成分名稱（International Nomenclature Cosmetic Ingredients, EU INCI）和植物學

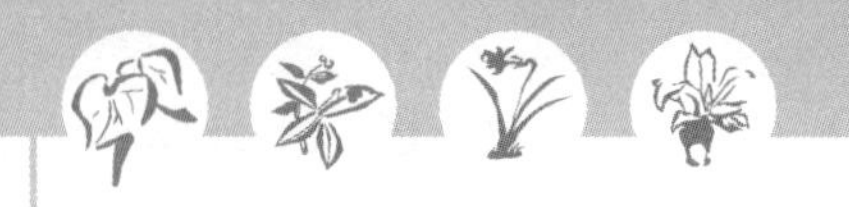

名。舉例來說，Neem 是植物學名，而非國際化妝品成分名稱。在選擇植物學名時，我們是選較常用的名稱。

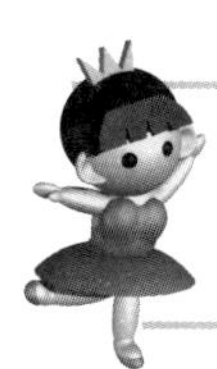

名稱：甜杏仁油 ALMOND OIL

植物學名：*Prunus amygdalis var. Dulcis*（*sweet*）

基本資料

原產於中亞洲，杏仁樹在第八世紀到第十四世紀間，被引進散布到南歐。如今，所有地中海國家、黑海沿岸國家和美國加州都種植著杏仁樹。杏仁的成樹約六到十二公尺高，開著粉紅色或白色的花。杏仁樹可分兩種：可做成一般商業用油的甜杏仁樹和苦杏仁樹（P.amygdalis amara）。苦杏仁樹的花較甜杏仁樹的花大。杏仁樹的果實呈綠色，有點毛絨絨的。杏仁樹當中所含的種籽就是杏仁——杏仁油就是從這裡萃取出來的。傳說中，忒修斯（Theseus）的兒子戴莫手（Demophon）和他的父親一般花心，拋棄了他的愛人菲利絲（Phyllis）。菲利絲自殺之後，即變成了一棵杏仁樹。戴莫手回心轉意後，來到杏仁樹旁，滿懷虧欠地擁抱了愛人所變成的杏仁樹，奇蹟般地，杏仁樹立刻結滿了果實。不曉得愛樹人士對這個故事有什麼看法？

特性與使用方法

雙手有濕疹和皮膚炎的人可以用苦杏仁製成膏狀來代替肥皂。據說，苦杏仁膏對防汗臭很有效，也能夠使雀斑看起來柔和些。從苦杏仁中能提煉出精油，但在提煉的過程中，苦杏仁會釋放氫氰酸（hydro cyanic acid），毒性非常強。市場中有不含氫氰酸的苦杏仁油存在，並且用來調味。

甜杏仁則是我們關注的重點。甜杏仁膏大多是加在食物裡，像是

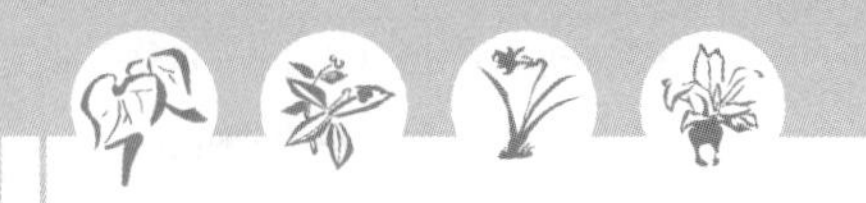

芝麻糖、土耳其甜點、果仁蜜餅和蛋糕等料理。甜杏仁果實可直接食用，糖包杏仁就是一道老少咸宜的甜點。

甜杏仁油中含有豐富的必需脂肪酸，因此常被添加在美容護膚產品中，像是滋潤乳液、護手霜、護膚液、夜間修護晚霜和柔膚按摩油。甜杏仁油幾乎是從事芳療按摩和全身治療的必備工具，它容易使用的特性深受使用者喜愛。它不會迅速被皮膚吸收，能在按摩時提供較長時間的潤滑，是每一個芳療師必備的用品。

甜杏仁油的品質和價格有時相差懸殊。甜杏仁原油通常呈淺黃色，有股淡淡的味道。經過加工處理後，甜杏仁油變成透明無色，但是它原有的特性也在加工過程中喪失，變成每一家美容院都有的廉價商品。

甜杏仁油中的非皂化物質占了 1.5%，其中包括β-榖固醇（beta-sitosterol）、α-維他命 E 和鮫鯊烯。我個人的經驗是，品質好的甜杏仁油比一般的較濃稠、不容易揮發，用在費時較長的按摩上，可節省許多油。甜杏仁油已被證明對乾性皮膚有益，且可令人感到非常鎮靜。

甜杏仁油被歸於單一不飽和油脂，被美國加州的生產商宣傳成能夠降低膽固醇、防範心臟疾病的產品。很自然地，這些廠商將甜杏仁油的食用效果與歐洲的橄欖油做比較。由於橄欖油價格較低，因此我個人覺得煮飯時用橄欖油，甜杏仁則用吃的，也可以將甜杏仁灑在食物上一起享用。

常見的脂肪酸組合

C16:0	st	飽和	Palmitic acid	棕櫚酸	6～8%
C18:0	st	飽和	Stearic acid	硬脂酸	0.5～2%

C18:1	mo 單一不飽和	Oleic acid	油酸	64～82%
C18:2	pu 多元不飽和	Linoleic acid	亞麻仁油酸	8～28%

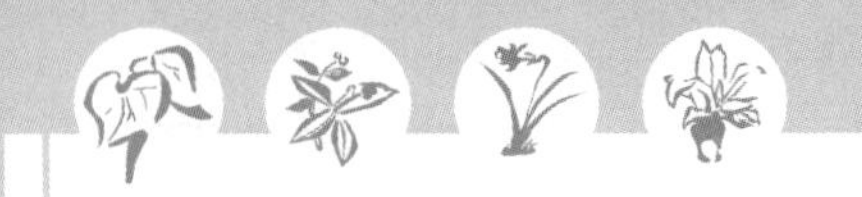

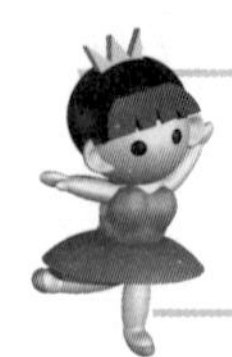

名稱：酸渣樹油 ANDIROBA OIL

植物學名：*Carapa guianensis*

基本資料

酸渣樹是一高大樹種，常見於蓋亞那、巴西和哥倫比亞。酸渣樹的花充滿著香氣，它的果實長得像特大號的栗子，每個果子中有一個富有脂質的核。酸渣樹的材質堅硬，有防蟲的功能，一直是建材和傢俱用材的常客。酸渣樹很受亞馬遜族裔的歡迎，西印度群島族裔的土方療法中，也有好幾種使用酸渣樹來預防皮膚病和兒童疾病的複方。

哇亞琵族的習慣是將酸渣樹果實浸泡在水中去皮，再將去了皮的果子放入棕櫚樹製成的箱子，置於戶外接受陽光的洗禮。在這項過程中，酸渣樹油自然浮在上面。無庸置疑地，酸渣樹油具有保存、防腐的作用，因為過去的獵人族會將人頭浸泡在酸渣樹油中，這是他們保存「獎盃」的手續之一。

特性與使用方法

酸渣樹油最常被用於防雨和防寒上，以及強力防蟲。它對局部發癢，有鎮定和消腫的作用。傳統美洲藥典中，酸渣樹油亦被加在消除肌肉酸痛和疲勞的軟膏中，對運動愛好者和武術家尤其有幫助。

美容護膚用品中也可以添加酸渣樹油。由於不受比例上的限制，它可以是主要的護膚因子，也可當成基底油使用。各類護膚產品都能找到酸渣樹油的存在，從身體乳液、修護液到除皺產品，尤其是為乾性、缺乏水分或受損肌膚而設計的產品。酸渣樹油常被形容是濃稠、滋養且非常滑潤的油，它的特性和橄欖油相近，但比橄欖油有深度。酸渣樹油呈淺橘色，味道和普通的油一般，帶有淡淡的苦味。

常見的脂肪酸組合

C16:0	st	飽和	Palmitic acid	棕櫚酸	28%
C16:1	mo	單一不飽和	Palmitoleic acid	棕櫚油酸	1%
C18:0	st	飽和	Stearic acid	硬脂酸	8.1%
C18:1	mo	單一不飽和	Oleic acid	油酸	50.5%
C18:2	pu	多元不飽和	Linoleic acid	亞麻仁油酸	9%
C18:3	pu	多元不飽和	Alpha Linolenic acid	α-次亞麻仁油酸	0.3%
C20:0	st	飽和	Arachidic acid	花生酸	1.2%

酸渣樹油含有 5%的非皂化物質。

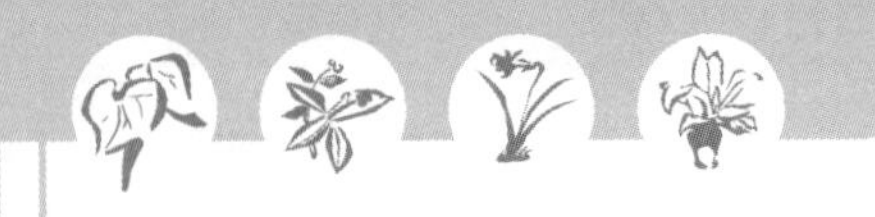

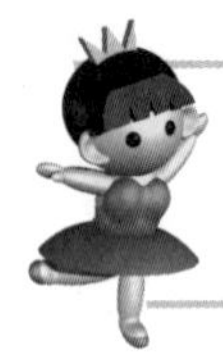

名稱：杏桃核仁油 APRICOT KERNEL OIL

植物學名：*Prunus armeniaca*

基本資料

原產於伊朗和中國東北，杏桃樹是一種矮小的野生果樹。希臘人將它帶入歐洲大陸，自羅馬帝國之後，歐洲國家便開始大量栽種杏桃樹。十八世紀初期，杏桃樹被引進美國，從此，杏桃即被世界公認為水果的一種。杏桃的果子小小胖胖的，含豐富的纖維質。今天，由於汁多肉甜，在世界上許多國家都可以買到杏桃。許多和杏桃有關的食譜，是從研究喜馬拉雅山上罕薩族（Hunza）的飲食習慣而來的。

縱然歐洲杏桃產量過剩，杏桃油卻不甚普及。千萬不要將純質杏桃油和來自於廢棄櫻桃屬（Prunus）植物核仁（如櫻桃核）的混雜油品混為一談，如此提煉出的油應該歸類於「杏仁油類」（Persic）。不幸的是，由於杏桃核仁油的製造成本較高，又因為和甜杏仁油的化學組成極其相近，因此常被摻雜一起或混為一談。拜占庭帝國的皇后優鐸西亞（Eudoxia）因過著太過奢侈浮華與糜爛的生活，而被民眾投以杏桃攻擊。據說杏桃可以挑起激情，因此許多愛情複方和符咒都少不了它的幫助。

特性與使用方法

杏桃的子或核仁，有時亦稱為杏仁，在經過特殊的栽培下可以直接使用。但正如同真的杏仁，它帶有苦味，且含有氫氰酸這種危險的有毒物質。和大部分市面上販賣的商業製造油比較，杏桃核仁油含有較多的單一不飽和酸。它也含有一種叫做亞麻仁油酸的成分，能輕易地被肌膚吸收，提供細胞所需的精華與高度的維他命 A 前身物質。

杏桃核仁油常用在改善動脈硬化和抗關節風濕症。臨床上的經驗顯示，適當地將杏仁核桃油和腰果油與南非鉤麻油調配在一起，對關節酸痛非常有效。在保養品方面，由於它的質地不油膩，杏桃核仁油是很珍貴的臉部按摩油，尤其適用於乾性和敏感性肌膚。

由於它的味道很嗆鼻，加工處理過的無味杏桃核仁油最常被加在乳霜和乳液中。它的顏色為深黃色。我個人覺得杏桃核仁油很清淡，很適合臉部的按摩和療程，較不適用於身體療程。它似乎能均勻地被皮膚吸收，非常容易使用。它也能輕易和其他的油調配得宜，賦予質地較重的油類一種清新的感覺。

常見的脂肪酸組合

C16:0	st	飽和	Palmitic acid	棕櫚酸	3.6～6.6%
C16:1	mo	單一不飽和	Palmitoleic acid	棕櫚油酸	0.5～1.0%
C18:0	st	飽和	Stearic acid	硬脂酸	0.5～1.5%
C18:1	mo	單一不飽和	Oleic acid	油酸	58～74%
C18:2	pu	多元不飽和	Linoleic acid	亞麻仁油酸	25～30%
C18:3	pu	多元不飽和	Alpha Linolenic acid	α-次亞麻仁油酸	0.3%

杏桃核仁油含有 0.5～0.7%的非皂化物質。

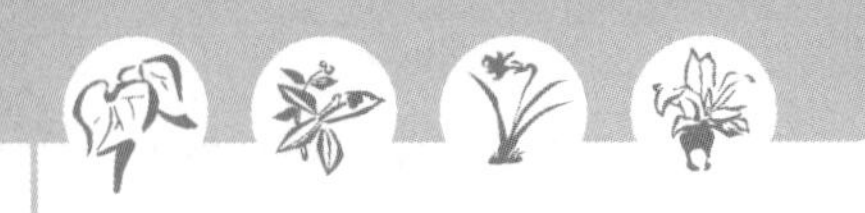

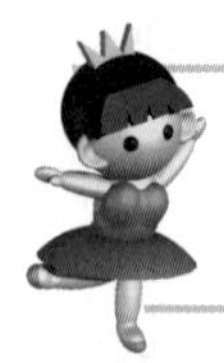

名稱：摩洛哥堅果油 ARGAN OIL

植物學名：*Argana spinosa*

基本資料

摩洛哥堅果樹矮小但多刺，它絕大多數生長在摩洛哥境內，鮮為外人所知。它的果子中有一個可食用的核果，果肉鮮美又充滿油脂。摩洛哥堅果的成熟期為一年，從鮮綠色轉為黃色。摩洛哥照片常會出現山羊爬上摩洛哥堅果樹覓食，這顯示山羊極偏愛此樹的果實和枝幹。

摩洛哥當地的傳統是，等堅果經過了山羊的腸胃後，才經由人工採收研磨。傳統的提煉過程包括利用烘焙核果來取得香味，堅果油在磨碎與擠壓的手續中流出，與堅果油的其他部分混合在一起，將混合物倒在水中後，油就會浮在水面上。可想而知，這時的摩洛哥堅果油呈咖啡色且有燒焦的口味。之後再利用傾析和沉澱的方法，淨化和去除雜質，帶有堅果味的果油就提煉出來了。要利用傳統方法提煉一公升的摩洛哥堅果油，需要十個小時的人力。現今的摩洛哥堅果油大多是經由現代化的冷壓法煉製。

特性與使用方法

摩洛哥堅果油有強效的抗氧化作用，能幫助消除自由基。和其他同樣含有α-生育酚的植物相比，例如橄欖，摩洛哥堅果油含有更豐富的維他命 E。它也含有胡蘿蔔素和植物固醇。

摩洛哥堅果油具軟化皮膚的功能，適合受損或成熟型肌膚。它內含大量不飽和脂肪酸，可以幫助肌膚修護。摩洛哥堅果的果實內有大量的油酸和亞麻仁油酸的不飽和油質（可高達 35%），許多晚霜和乳液的成分中都有摩洛哥堅果油，尤其是較滋潤型的保養品。由於含有豐富的養分，它也被塗抹在眼睛四周的細緻皮膚上。就我個人的臨床經驗而言，除了用在顯示提早衰老和曬傷的皮膚上，摩洛哥堅果油是滿中性的油。與玫瑰果油搭配時，它可以有效地對抗疤痕和避免妊娠紋。生油的顏色通常呈淡黃色，且不太可能是經由傳統方式萃取的！

常見的脂肪酸組合

C16:0	st 飽和	Palmitic acid	棕櫚酸	12.6%
C16:1	mo 單一不飽和	Palmitoleic acid	棕櫚油酸	0.1%
C18:0	st 飽和	Stearic acid	硬脂酸	5.4%
C18:1	mo 單一不飽和	Oleic acid	油酸	48.4%
C20:0	St 飽和	Arachidic acid	花生酸	0.2%
C20:1	mo 單一不飽和	Eicosenoic acid	烯酸	0.3%

非皂化物質通常占 0.8%，具有特殊的固醇，大多是菠菜固醇（spinasterol）。

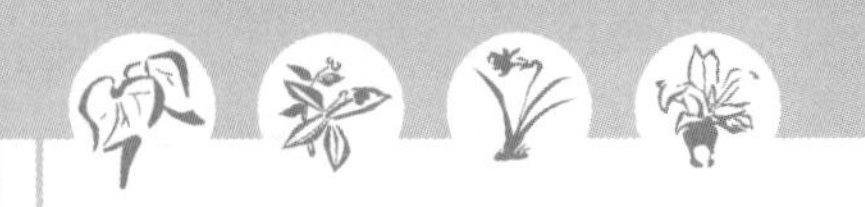

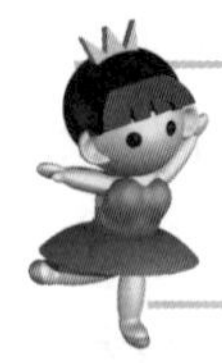

名稱：智利榛果油 AVELLANA or GEVUINA OIL

植物學名：*Gevuina avellana*

基本資料

從名稱就能看出，智利榛果樹的外型和在歐洲大陸普遍的榛樹極為相像。但兩者之間也只有這個共通點，它們其實是非常不同的植物。智利榛果樹的習性是生長在南美洲，遍布智利與阿根廷。它的學名 Gevuina 是由智利南部的馬普切人語而來。印第安人的許多藥方中都包含了這種樹，它的核也常被加在飲食和麵粉裡。

智利榛果樹非常高大，有時能長到十二公尺高，它的樹葉呈濃綠色，厚重如皮革。智利榛果樹的花呈白色，果實則從綠色、紅色、到紫黑色都有。智利榛果是實實在在的產油果實，含油量約 50%。智利榛果油通常是由低溫壓榨法取得，再經由過濾，淨化油質。智利榛果油的顏色介於黃色和橘色，密度與甜杏仁油相似。

特性與使用方法

智利榛果油的滲透性強，適用於按摩，可是會在表面留下一層保護膜。它屬於單一不飽和油類，容易保存。世界上有些國家仍持續使用動物油，像是貂油。由於本質相近，智利榛果油可以取代這些動物油，因此，智利榛果油可被使用於寵物美容和療程。如果和某些軟膏搭配使用，它也許能成為一種強力的護膚或隔離膏。智利榛果油含有豐富的棕櫚酸，對所有更年期婦女的肌膚都有益處。與昆士蘭果油調配使用，能有效地滋潤和抗老化。

智利榛果樹已被確定含有一種特殊的分子，這個分子和從紫杉紅木提煉出的抗癌藥物相似。這個特殊分子的存在，意味著智利榛果油也許可以被添加在任何與癌症相關的調和配方。和其他單一不飽和油脂一樣，智利榛果油對擔心膽固醇指數的人很有幫助。

常見的脂肪酸組合

C16:0	st	飽和	Palmitic acid	棕櫚酸	1～5%
C16:1	mo	單一不飽和	Palmitoleic acid	棕櫚油酸	18～28%
C18:1	mo	單一不飽和	Oleic acid	油酸	32～49%
C18:2	pu	多元不飽和	Linoleic acid	亞麻油酸	7～15%
C20:0	st	飽和	Arachidic acid	花生酸	1～3%
C20:1	mo	單一不飽和	Gondoic acid		6～14%
C20:1	mo	單一不飽和	Erucic acid	芥酸	5～12%

非皂化成分介於 0.2～0.9%之間。

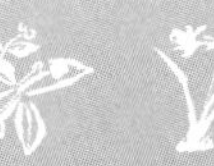
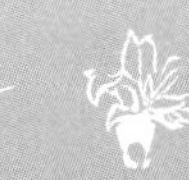

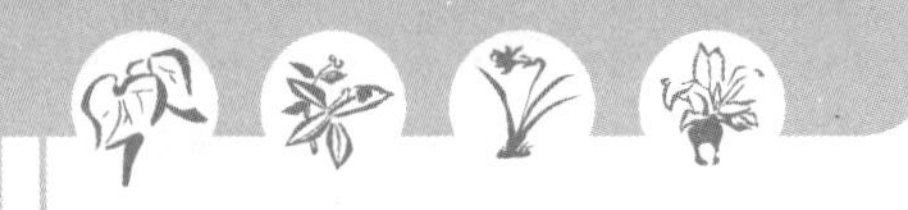

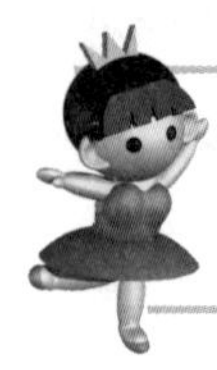

名稱：酪梨油 AVOCADO OIL

植物學名：*Persea americana Miller*

基本資料

酪梨樹最高可長到十五公尺高，但栽種的酪梨樹通常沒有如此高大。酪梨樹長相十分俊美，有著灰色的樹幹和茂盛濃綠的樹葉。出生於沼澤地，當地人稱它為鱷魚梨。酪梨的味道甜美濃厚，容易消化又擁有非常高的營養價值。酪梨的顏色從綠色到紫色都有。酪梨隸屬月桂樹家族，雖然長得像梨子，但它其實並不是梨子的一種。

因為酪梨原產於美洲，它的拉丁文名的第二個字代表美洲（American）。它的另一個拉丁文名（以及國際化妝品專用名稱），為了形容酪梨的果實，將這部分改為"P. grastissima"，即愉悅的意思（這可能是歐洲人很討厭美國人的關係）。酪梨在墨西哥阿茲特克人和中美洲的土著民族間廣為流傳，他們利用酪梨治療疾病，也用它來滋潤飽受當地炎熱乾燥的風摧殘的肌膚。在土著民族的醫療秘方中，酪梨樹的許多部位都有著療效。傳說中，酪梨也可以擦在頭髮上促使生長。它最著名的運用是墨西哥的佳餚——酪梨沙拉，裡面除了酪梨果肉外，還有芫荽葉、辣椒和蕃茄。

酪梨油是從果肉取得。脫水後的酪梨，經過壓榨器和離心機，萃取酪梨油；溶劑萃取法不常用在酪梨上。酪梨的核可產另一種油，但這種油不是很普及。酪梨核的油據說有對抗腫瘤的功效，但是它本身卻是有毒的。杏桃油和杏桃的萃取物也有類似的問題。由於含有葉綠素，剛取出的酪梨油呈鮮綠色，但很快會氧化成咖啡色，在購買酪梨油的時候要牢記這一點。很多廠商會在加工過的酪梨油內添加綠色染料，讓它看起來較自然。如果你購買的酪梨油不會從綠色變成咖啡色，你可要小心了！添加了顏色的油，千萬不可使用。樹種不同，酪梨油的成分也有差異。

十六世紀時，西班牙征服南美洲，亦將酪梨帶入歐洲。酪梨的土著原名為"ahuaguatl"，由於西班牙人的舌頭不靈光，無法正確地發音，因此才產生了帶西班牙語腔的"avocado"。從南非到以色列，我在很多國家都看過酪梨的栽種，它是名副其實的世界植物。

特性與使用方法

從酪梨果肉取得的油，一開始是綠色的，但很快會氧化成咖啡色，並帶有刺鼻的味道。酪梨油傳統上是用在鎮定和保護皮膚。酪梨油能促進細胞再生，它最為人知的是它能有效地改善乾性、脆弱和因曬傷而引起的腫脹等皮膚問題。酪梨油應該被加在所有與日曬有關的保養品內，和芝麻搭配使用，效果可能不錯。反覆使用於按摩時，酪梨油可以增加皮膚上層的含水量，也可以強化皮膚的彈性。它具有高達 10%的固醇含量，常和抗關節炎的藥物搭配使用。酪梨油的特點是含有比雞蛋還多的維他命 D。若能加在所有專門為居住在陽光少的深膚色人種設計的保養品中，會有很大的益處。在印第安人的傳統藥方裡，酪梨油和迷迭香精油一起使用能有效刺激毛髮生長。

正如一般人對它的看法，我個人從臨床經驗得知酪梨油的不易擴散。為了避免使用人工合成品，建議可以使用一些經過半加工、顏色和味道都被去除的酪梨油。工業加工過的酪梨油呈淺黃色。通常，酪梨油本身的滲透力就很強，非常適合做基底油。做全身按摩時，我喜

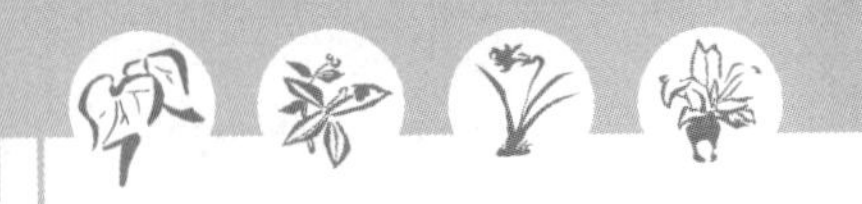

歡將酪梨油和較淡的油混合使用。比例若調配得好，酪梨油中的卵磷脂和鮫鯊烯能滋生出一種滑潤的觸感。

酪梨油的高固醇含量暗喻著它能改善婦女們在經歷過更年期後，皮膚容易早熟老化的現象。若與昆士蘭果油搭配，不僅可以軟化肌膚，更有修護肌膚的可能性。

常見的脂肪酸組合

C16:0	st	飽和	Palmitic acid	棕櫚酸	7～32%
C16:1	mo	單一不飽和	Palmitoleic acid	棕櫚油酸	2～13%
C18:0	st	飽和	Stearic acid	硬脂酸	0.5～1.5%
C18:1	mo	單一不飽和	Oleic acid	油酸	36～80%
C18:2	pu	多元不飽和	Linoleic acid	亞麻仁油酸	6～18%
C18:3	pu	多元不飽和	Alpha Linolenic acid	α-次亞麻仁油酸	0～5%

非皂化成分占 2～11%，絕大部分是穀固醇（sitosterol）、菜油固醇（campesterol）、燕麥固醇（avenasterol）和鮫鯊烯（squalene）。

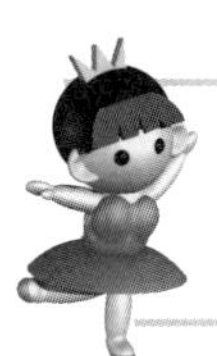

名稱：巴巴樹油 BABASSU OIL

植物學名：*Orbignya oleifera*

基本資料

巴巴樹的樣子就像人夢中的棕櫚樹，高大挺拔，平均可長到二十公尺高。巴巴樹有如拓荒者般，勤懇堅韌，即使經過火燒山後，它也是第一個重新發芽生長的植物。原產於巴西，當地土著杜比族命它為巴巴樹。巴巴樹的果實或核果是由樹上的雄花和雌花共同產生的，這些一撮撮聚在一起的果實看似迷你型的椰子。巴巴樹油通常一定有經過加工處理。它是名符其實的產油果實，它的核果有 70%的重量都是油脂，這種油的化學及物理成分和椰子油十分相似。

特性與使用方法

巴巴樹油多為食用，工業用途方面則是製造肥皂和洗衣粉。巴巴樹油無味、半固體，呈淡黃色到白色。最適用於護唇膏之類的保養品，和專為乾性、脆弱、受損型髮質設計的美髮用品。巴巴樹油的組成主要是三酸甘油脂（triglyceride），只有極小部分是由單酸甘油脂、雙酸甘油脂、固醇及內酯所組成。美洲的化妝品業普遍使用巴巴樹油，被推薦用於防曬品、護膚乳、清潔乳液和口紅中。

常見的脂肪酸組合

C6:0	st	飽和	Caproic acid	羊脂酸	0.2%
C8:0	st	飽和	Caprylic acid	辛酸	4%

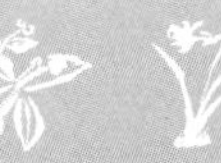

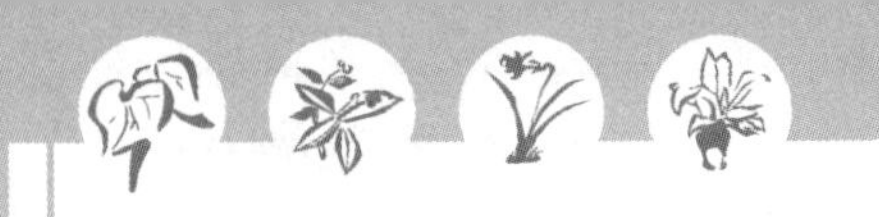

C10:0	st	飽和	Capric acid	葵酸	7%
C12:0	st	飽和	Lauric acid	月桂酸	50%
C14:0	st	飽和	Myristic acid	肉豆蔻酸	20%
C16:0	st	飽和	Palmitic acid	棕櫚酸	11%
C18:0	st	飽和	Stearic acid	硬脂酸	3.5%
C18:1	mo	單一不飽和	Oleic acid	油酸	12.5%
C18:2	pu	多元不飽和	Linoleic acid	亞麻仁油酸	1.5%

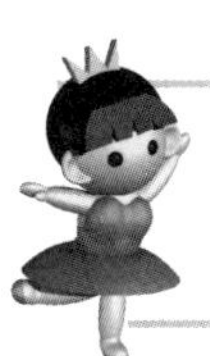

名稱：黑種草油 BLACK CUMIN

植物學名：*Nigella sativa*

基本資料

每一個英國的鄉村花園都有這種堅韌不拔，稱為「霧中之愛」的花。它之所以被稱為「霧中之愛」，是因為它的花被樹葉包圍著。它也常被稱為茴香花、羅馬芫荽和肉豆蔻花。這些名稱都述說著黑種草有一種辛辣的氣味，濃厚但不刺鼻。黑種草的種籽有時可代替胡椒。

自古以來，經由低溫壓榨法取得的黑種草油，一直很受中東和亞洲國家的歡迎。黑種草油的顏色通常是深黃色或咖啡色。聖經中有提到黑種草油，無庸置疑地，它也是埃及法老王的最愛。主要的出產國包括埃及、敘利亞和土耳其。土耳其產的冷溫壓榨生油，在未經加工前有股很重的辛辣味；敘利亞產的生油味道就比較溫和。如同罌粟籽（poppy seed）和葛縷子（caraway）一樣，黑種草也有開胃的功用，中東人會將它加在麵包、甚至義大利麵中食用。

特性與使用方法

黑種草油可以和月見草油及琉璃苣籽油相提並論。它含有豐富的不飽和脂肪酸。亞麻仁油酸是它的主要成分，有時可高達 60%，這表示黑種草油是一流的食物補充品，可加在沙拉醬中。愈來愈多的廠商將它製造成營養膠囊，黑種草的籽則能製成消化劑。

就芳療和身體按摩而言，黑種草油可作為去角質或除死皮的基底油。也可以將黑種草油和某些純露搭配加在凝膠裡，做成去角質的產

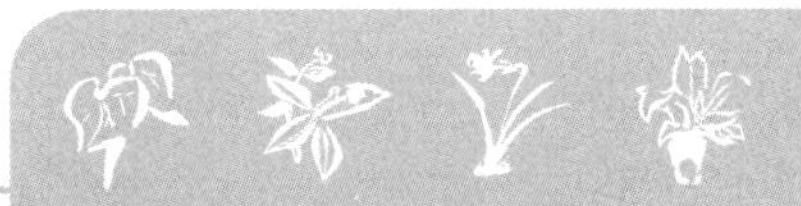

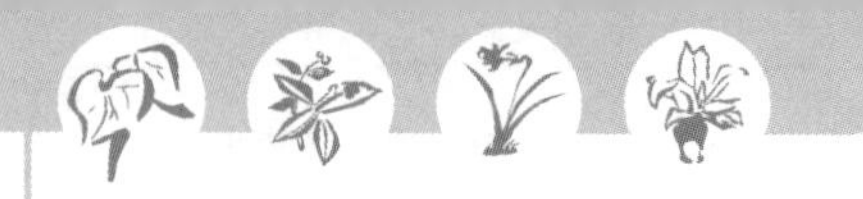

品；若加入柑橘或松柏類精油，更可以增進這個配方的排毒功能。黑種草油加上荷荷芭油，可以強化和軟化肌膚。只要一點點，黑種草的油就能有很大的效用。但是和苦楝油一樣，要讓生油的味道變甜，可是需要一些專業的精油知識及調油技巧才行。

常見的脂肪酸組合

C16:0	st	飽和	Palmitic acid	棕櫚酸	12%
C18:0	st	飽和	Stearic acid	硬脂酸	3%
C18:1	mo	單一不飽和	Oleic acid	油酸	23%
C18:2	pu	多元不飽和	Linoleic acid	亞麻仁油酸	56%
C18:3	pu	多元不飽和	Linolenic acid	次亞麻仁油酸	0.3%

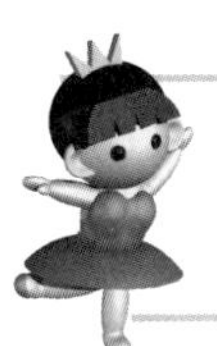

名稱：黑醋栗籽油 BLACKCURRANT SEED OIL
植物學名：*Ribes nigrum*

基本資料

黑醋栗是一種北半球常見的灌木叢或果樹，它的漿果小小黑黑的，通常叢集在一起，充滿著豐富的維他命 C。黑醋栗的整棵樹通常都散發著一股清新的香氣。黑醋栗之所以能夠成為家喻戶曉的植物，大部分要歸功於雀巢公司製造販賣的著名果汁「利賓納」（Ribena），雀巢公司也因此壟斷了黑醋栗籽油的市場。難以置信的是，在十八世紀中期以前，除了被使用於極少數的藥方中之外，黑醋栗鮮為人知，反倒是藉著飲料而出名，尤其是法國東部地戎鎮的黑醋栗甜酒（Creme de Cassis），在英國則是黑醋栗果醬當道。它的拉丁文名有可能是從古挪威語而來。

特性與使用方法

因為它的化學組合為長鏈多不飽和脂肪酸，使黑醋栗籽油成為一種極為出名的植物油。它含有豐富的次亞麻仁油酸（GLC; gamma linoleic acid）。人體會將次亞麻仁油酸轉換成對免疫系統和血液凝固極重要的分子。γ-次亞麻仁油酸乃是前列腺素和凝血素的前身。

至於外用方面，黑醋栗籽油是一種宜人討喜又有多用途的植物油，具有抗老化、滋潤和修復的功能。彈性對肌膚來說非常重要，次亞麻仁油酸正是維持肌膚彈性的重要元素。

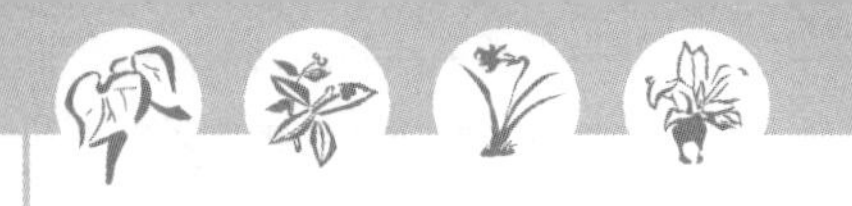

常見的脂肪酸組合

C16:0	st	飽和	Palmitic acid	棕櫚酸	6%
C18:0	st	飽和	Stearic acid	硬脂酸	5%
C18:1	mo	單一不飽和	Oleic acid	油酸	11～12%
C18:2	pu	多元不飽和	Linoleic acid	亞麻仁油酸	47～48%
C18:3	pu	多元不飽和	Gamma Linolenic acid	γ-亞麻油酸	16～17%
C18:3	pu	多元不飽和	Alpha Linolenic acid	α-亞麻仁油酸	12～13%
C18:4	pu	多元不飽和	Octadecatretraenoic acid	四十八烯酸	3%
C20:1	mo	單一不飽和	Eicosenoic acid	烯酸	1.1%

黑醋栗籽油的非皂化成分低於 4%。

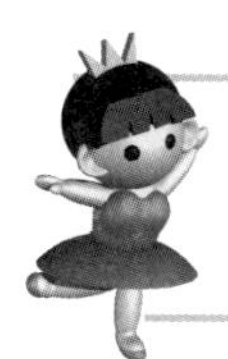

名稱：琉璃苣籽油 BORAGE OIL

植物學名：*Borago officinalis*

基本資料

琉璃苣籽樹盛長於地中海區（如西班牙和北非），現在，琉璃苣籽樹被栽植於幾乎所有歐洲國家、不列巔群島和整個北美洲。琉璃苣籽的藍色星形花是蜜蜂的最愛，也可以用來點綴沙拉。由於花的形狀呈星形，這種古老的植物於是獲得了新的名稱——藍星花。我頭一回得知這個新名稱是有一個馬靴公司的化學研究員打電話問我是否知道藍星花的特性。我當然是告訴他我從來沒有聽過藍星花，一段時間以後，我才知道原來藍星花不過是琉璃苣籽花的新市場行銷名稱。深愛紅酒的英國人常把琉璃苣籽葉片加在紅酒中，成為「草藥紅酒」，用來提升低沉的色調和情緒。琉璃苣籽的名字是從阿拉伯語衍生而來，原意為「血汗之父」。它的拉丁學名有「勇氣」的意思，古時候的人在有危險時，會使用琉璃苣籽作為護身符或驅邪的寶物。

由於它的葉子上有長長的毛，使得琉璃苣籽樹很刺手、不容易處理。它的花呈藍色星形，開花期為五到九月。琉璃苣籽樹有豐富的花蜜，它能出產的油脂重量大約是整個果實的 40%。

新鮮的琉璃苣籽嘗起來像是小黃瓜和貝類的混合體。鮮嫩的葉子可加在湯和沙拉裡，或當成菠菜食用。德國人至今仍將琉璃苣籽加在湯、煎蛋和甜甜圈裡！新鮮的琉璃苣籽花可直接食用，也可加糖做成蜜餞。

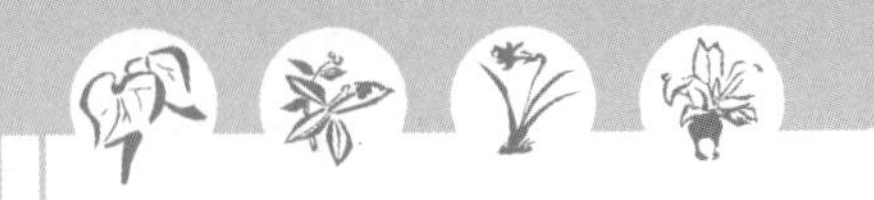

特性與使用方法

琉璃苣籽以含有豐富的 γ-次亞麻仁油酸聞名。它是目前所知含量最高的植物之一，且有市售膠囊產品。有的時候為了提高γ-次亞麻仁油酸含量，琉璃苣籽油會和其他的油搭配使用，如月見草油。草藥學家從很久以前就已經認定了琉璃苣籽油對哺乳中的婦女有益。

含有琉璃苣籽油的化妝品具有潤滑和滋養乾性與敏感性肌膚的功能，它能夠淨化和平衡混合性和疲乏的肌膚，也可以使白頭髮有光澤。由於它有再生和強化的特性，琉璃苣籽油也被添加在抗老、除皺的產品中，用來抵抗肌膚失水、缺乏彈性的現象。

內服琉璃苣籽油可以增進免疫系統。退休年齡層的人若每天攝取γ-次亞麻仁油酸對身體健康很有益處。琉璃苣籽油添加在任何保養品中，能夠賦予保養品多一層的平滑觸感，尤其是滋潤乳或晚霜。

常見的脂肪酸組合

C18:2	pu	多元不飽和	Linoleic acid	亞麻仁油酸	30～40%
C18:3	pu	多元不飽和	Gamma Linolenic acid	γ-次亞麻仁油酸	8～25%
C18:1	mo	單一不飽和	Oleic acid	油酸	15～20%
C16:0	st	飽和	Palmitic acid	棕櫚酸	9～12%
C18:0	st	飽和	Stearic acid	硬脂酸	3～4%
C20:1	mo	單一不飽和	Eicosenoic acid	烯酸	2～6%

非皂化成分總值在正常範圍內。

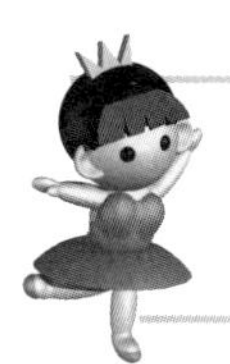

名稱：山茶花籽油 CAMELLIA OIL

植物學名：*Camellia japonica*

基本資料

山茶花盛產於日本的東部，那裡的冬天又乾又冷。日文中的山茶花有「春天之樹」的意思。和生產於英國西南部的品種一樣，日本的山茶樹可以長到八公尺以上。山茶樹整個冬天都盛開著，即使是在一、二月的酷雪中。春天來臨時，樹上的花就會被果實取代；等秋天一到，就可採收果實製成油，其餘的則製成茶葉。

幾百年來，日本人一直用山茶花籽油來呵護頭髮、頭皮和肌膚。以前在京都一帶，婦女們都用山茶花籽油來增強它們又長又亮的秀髮。靠近伊豆附近的庵美大島上遍地都是山茶樹，島上的婦女就是靠無與倫比的秀髮出名。雖然山茶花聽起來非常充滿著異國風味，但它可是上好的食用油，可以用在沙拉醬中，也可以用來做日式炸蝦。

最上等的山茶花油仍然出產於庵美大島一帶。山茶花的英文是 Camellia，千萬別跟油菜種類中的亞麻薺屬 Camelina 搞混了。

特性與使用方法

多年來，山茶花籽油一直被公認為非常的天然與安全，可以加在任何的美容產品中，作為活化成分，或是作為基底油，其用法沒有特別的限制。它常是手術時的潤滑劑，也是將維他命直接注入體內的賦形劑。未經處理過的山茶花籽油呈黃色，有股清新的油味。它不太會引起副作用，是非常安全的植物油。

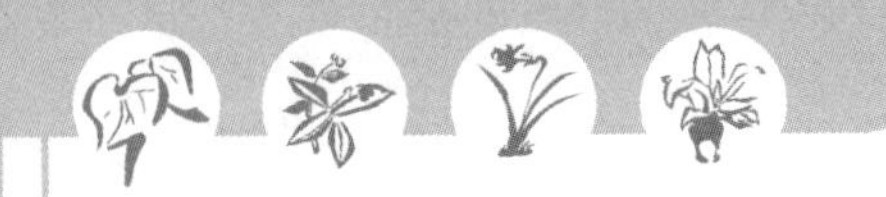

山茶花籽油對皮膚和頭髮有超強的滋潤作用，適用於化妝品和保養品。它有保濕和重建肌膚的功能，更可以強化指甲。因為它有上述這些特色，山茶花籽油亦是美容用品的主要成分之一，常被添加在洗髮精、防曬品、眼膠、護手霜、指甲相關產品，和專為成熟、受損和乾性肌膚設計的保養品中。

山茶花籽油是我最喜歡使用的按摩油之一。它清淡，不如橄欖油般油膩。雖然比較昂貴，但若能適當的與胡桃油和甜杏仁油融合，能在按摩時迅速地被皮膚吸收，滑潤但不油膩。所有的芳療師都該使用山茶花籽油為客人做臉部保養和去除疤痕的療程。

常見的脂肪酸組合

C18:1	mo 單一不飽和	Oleic acid	油酸	80%
C18:2	pu 多元不飽和	Linoleic acid	亞麻仁油酸	9%
C16:0	st 飽和	Palmitic acid	棕櫚酸	9%
C18:0	st 飽和	Stearic acid	硬脂酸	1%
C20:0	st 飽和	Arachidic acid	花生酸	1%

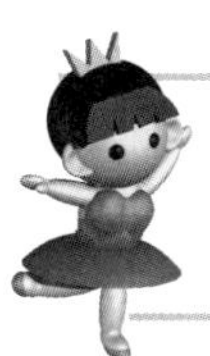

名稱：油菜籽油 CANOLA & RAPESEED OIL
植物學名：*Brassica napus*

基本資料

油菜籽在歐洲通稱為菜籽，它其實是菜籽的改良品種之一，原先是用來減低乳牛對飼料過敏和中毒的問題。油菜籽是年生植物，它的莖可長到三尺高。油菜籽的葉子呈藍綠色，它的花為十字形、金黃色，在盛開前會叢聚在一起。油菜籽樹的果實內有著細小、均勻分布的籽。菜籽原先可能是從非洲或南歐而來，如今，中國大陸大量種植菜籽。整片柚黃的菜籽田，它那潮濕的味道和滿天漫飛的花粉，在英國隨處可見。在中國和蘇俄，菜籽出名已久。自 1980 年代初期，加拿大栽種的油菜籽幾乎取代了原本的菜籽。事實上，油菜籽的英文名 Canola 即是從加拿大 Canada 和拉丁文的油 Oleum 而來。千萬要注意別買到基因改良的品種。

這些油菜籽經過工業化栽種，有著不同的溫和口感和氣味，使得它成為加工食品的理想用油，剩餘的殘渣非常適合作為牛的飼料。

特性與使用方法

根據加拿大曼尼托巴大學的研究報導，油菜籽大部分是不飽和油脂，具有降低血液中膽固醇指數的功能。理論上，它應能有效調節肌膚表層。如今，油菜籽深受大眾喜愛，已取代了菜籽的市場。菜籽裡包含一種有毒物質——芥酸。某些研究心臟疾病和癌症的研究指出，菜籽中的芥酸可高達近 50%。我曾在北歐見過有機栽培的菜籽，但是

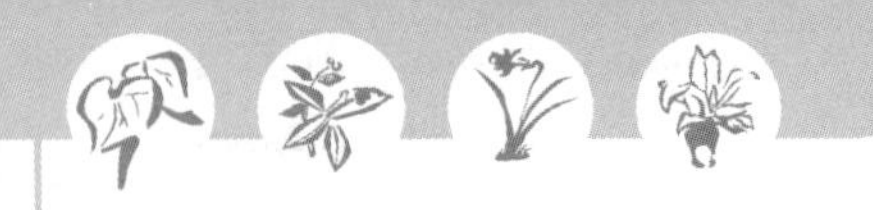

研究結果仍然不樂觀。相反的，油菜籽溫和、價廉，美國的一些小型化妝品公司抓住這個特性，強力地向芳療師推銷油菜籽。但是，油菜籽因本身並非完全天然的產油植物，它仍需經過高度加工後，才能產生油脂。油菜籽中的亞麻油酸高達 35%，而且別忘了這種成分和所謂細胞之間的連結物質非常相似，在行銷炒作的手法之下，也難怪油菜籽油曾經比其他更為優質的植物油受歡迎。當然，還是有比加拿大平原地區出產的品質更好的油菜籽油。油菜籽常被用於低成本的個人衛生用品、護手霜、顏面皮膚保養品當中，尤其是眼睛四周的保養品，適合成熟和乾性肌膚。

常見的脂肪酸組合

C16:0	st 飽和	Palmitic acid	棕櫚酸	4.5%
C18:0	st 飽和	Stearic acid	硬脂酸	4.5%
C18:1	mo 單一不飽和	Oleic acid	油酸	59%
C18:2	pu 多元不飽和	Linoleic acid	亞麻仁油酸	21%
C18:3	pu 多元不飽和	Linolenic acid	次亞麻仁油酸	11%
C22:0	mo 單一不飽和	Behenic acid	山崳酸	4.5%
C22:1	mo 單一不飽和	Erucic acid	芥酸	4.5%

非皂化成分（包括生育酚 Tocopherol）總值在 0.7～2%之內。

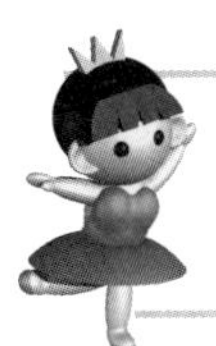

名稱：胡蘿蔔油 CARROT OIL（OLEORESIN）
植物學名：*Daucus carota*

基本資料

胡蘿蔔油是市面上最容易產生混淆的油類之一。有許多產品打著胡蘿蔔油的招牌，但千萬要小心那些自稱又便宜又好的產品！胡蘿蔔之所以出名，是因為它含有維他命 A。但是，胡蘿蔔植物油的主要來源乃是野生蘿蔔，俗稱「安妮女皇的鞋帶」（Queen Anne's Lace）。這些野生蘿蔔的根既小又白，與人工栽培的紅蘿蔔大不相同；後者的籽能夠製成一種油脂量低於 12%且香氣宜人的精油。

水占了新鮮可食用的胡蘿蔔根的絕大部分（大約 85%），但卻有著豐富的胡蘿蔔素，因此顏色呈紅色。胡蘿蔔中的胡蘿蔔素大多是 β-胡蘿蔔素。不論你曾經讀過的減肥或美容文章這麼說，光是壓榨胡蘿蔔並不會得到任何油脂，因為胡蘿蔔的油脂含量非常少。但是，現榨的胡蘿蔔汁有著極大的療效，能鎮痛、止血。既然壓榨法無法取得油脂，胡蘿蔔必須得要浸泡在另一種油裡（通常是葵花籽油），或是藉由溶劑取得胡蘿蔔素；產生的含油樹脂則經過稀釋加工後，加入玉米油中。可想而之，市面上販賣的胡蘿蔔油等級參差不齊，有一些其實只是加了色素的基底油罷了。即使是上好的胡蘿蔔油，所含的β－胡蘿蔔素濃縮也只有 0.2%。

特性與使用方法

那些還記得二次大戰的人，應該忘不了因為深夜戰士貓眼康寧漢

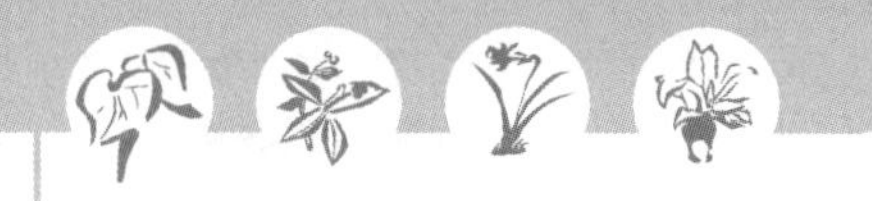

的豐功偉業而引發的吃胡蘿蔔宣傳。胡蘿蔔能夠改善視力，尤其是夜間的視力，對貓眼康寧漢（Cats Eyes Cunningham）的成就有很大的貢獻。主要的使用方法是作為某個配方的添加物，或是利用某種物質引出胡蘿蔔素成為維他命A的前驅物。胡蘿蔔油呈深橘黃，顏色會染上肌膚和衣物，留下污痕。缺乏維他命A則會導致肌膚乾燥和皮脂腺萎縮。胡蘿蔔素更是抗自由基的好手，因此，胡蘿蔔油常被添加在抗老化的食品中。它也是防曬和曬後用品的實用添加物。

胡蘿蔔油的用處很多，絕對是芳療師的好友和夥伴，但不適用於按摩——除了從野生蘿蔔萃取的植物油。

常見的脂肪酸組合

不適用

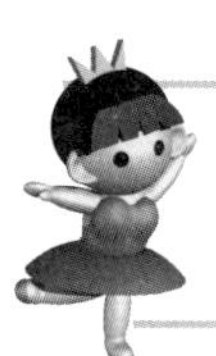

名稱：腰果油 CASHEW NUT OIL

植物學名：*Anacardium occidentale*

基本資料

腰果總是讓我想起印度。原產於巴西，腰果樹被葡萄牙人發現後，帶到當時葡萄牙在非洲和亞洲的殖民地，其中就包括了印度。當今世上，印度可是腰果的最大生產國。腰果的名字是從巴西土畢族而來，原是“akaju”，後來葡萄牙人改為“caju”。腰果樹屬常青樹，樹枝上布滿了茂盛的綠葉。腰果樹在栽種四、五年後才會結果；若細心培育的話，可以早些結果。腰果樹生長時只需要少量的水分，可以種植在貧瘠的土壤裡，且能夠迅速繁殖。

腰果樹的外觀非常奇特。它的果實看起來像蘋果，腰果則如同附加物一般，長在果肉的下端。腰果的外型像個小腎臟，顏色則從黃色到紅色不等。等到果實成熟落地，即可採收，且要經過幾天的曝曬；腰果則需手工壓榨才能取得。腰果的果肉非常營養，口感極佳，是豐富的維他命來源。

特性與使用方法

印度的傳統藥典阿優斐達已有三千多年的歷史了，在這本藥典中記載著，腰果的使用可追溯到十六世紀，它一直被當成興奮劑、回春藥和開胃菜。

腰果樹的果子有豐富的維他命 C，腰果本身則具有多種維他命，包括維他命 A、D、K、PP，特別是維他命 E；腰果中也有鈣、磷、

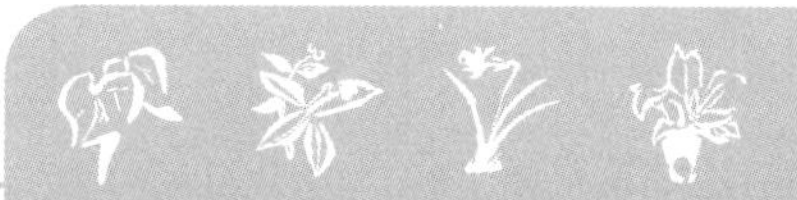

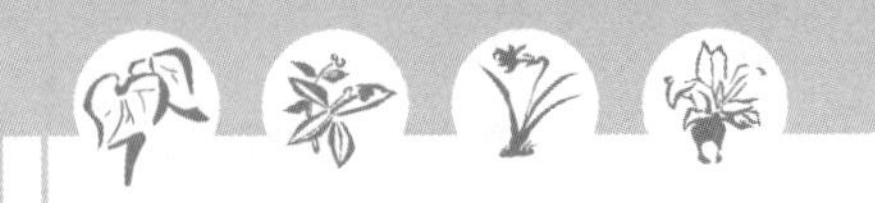

鐵、氨基酸和脂肪酸。在腰果的成分中，蛋白質大約占了 20%，具有良好的氨基酸平衡，45%是脂肪酸，20%是碳水化合物。一般認為腰果能減輕腎臟疾病，對關節炎和風濕痛也有幫助。具有多項功能的腰果也能用在與缺乏膠原或連接組織相關的疾病。

腰果油常被作為基底油或擦劑，用來鎮定痲瘋病和牛皮癬，也可以治療水泡、疣、雞眼和潰瘍。由於它有豐富的維他命 E，使腰果能夠對抗自由基，並對氧化有著自然的抵抗力。這個特殊的功能，使得腰果油成為芳療師的必備用品之一，用來防止肌膚老化。許多的化妝品中都含有腰果油，像是身體乳液、護手霜、按摩油、防曬油和護唇膏等。

由於是經常透過簡單萃取程序而製成的油品，腰果油的用法也極為單純，我發現腰果油在單獨使用時，散發著一股特殊的芳香。腰果油呈橘黃色，和乳霜混合時，會改變乳霜的顏色。若是加在乳霜與牛奶中，它的香味容易遺失或被取代。我的另一項發現是，腰果油所含的天然蠟質對溫度非常敏感，如果在腰果油中看到這些「白色斑點」，即表示油是天然的。在北方和寒冷的地區，腰果油蠟會結晶，形成一層厚厚的油膏。

常見的脂肪酸組合

C16:0	st	飽和	Palmitic acid	棕櫚酸	10%
C18:0	st	飽和	Stearic acid	硬脂酸	9%
C18:1	mo	單一不飽和	Oleic acid	油酸	60%
C18:2	pu	多元不飽和	Linoleic acid	亞麻仁油酸	20%
C18:3	pu	多元不飽和	Alpha Linolenic acid	α-亞麻仁油酸	1%

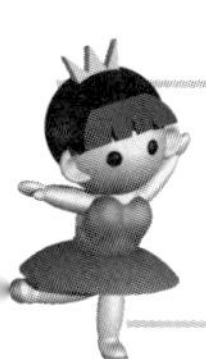

名稱：蓖麻油 CASTOR OIL

植物學名：*Ricinus communis L.*

基本資料

蓖麻樹是一種生長極為迅速的草本樹木，在溫帶地區，它可長到十五尺高；若是生長在氣候更溫暖的地帶，蓖麻樹可高達四十五尺，成為高大多刺的灌木。一般相信蓖麻樹原產於非洲或印度，蓖麻油主要生產國有巴西、中國與印度。

蓖麻油是取蓖麻樹成熟的種籽，利用冷壓法萃取出無色至淡黃色的油。蓖麻油非常穩定，不會輕易產生臭油味。但是蓖麻樹的種籽卻有很強的毒性，對某些特定的使用者會產生很嚴重的反應（像是氣喘、皮膚長紅斑、眼睛不適等症狀），並且絕不能食用。蓖麻樹種籽的這項「蓖麻毒」卻不存在蓖麻油中。

蓖麻油、橄欖油和辣木（Morigna）的使用在人類歷史上有著悠久的歷史。古埃及人將蓖麻油當做瀉藥使用，尤其著名的是羅馬人利用它來去除與皮膚有關的疾病。在北美洲，蓖麻油是許多搬不上檯面的祕方裡不可缺少的主要原料。

萃取蓖麻油的方法有好幾種，傳統的方法是經過太陽曬乾後，利用擠壓的方式取出這種相當濃厚的油。太高的溫度會使蓖麻豆莢釋放蓖麻毒。蓖麻油也分為許多種等級。

特性與使用方法

蓖麻油有利瀉的特性，當成輕瀉劑使用，蓖麻油可引發小腸蠕

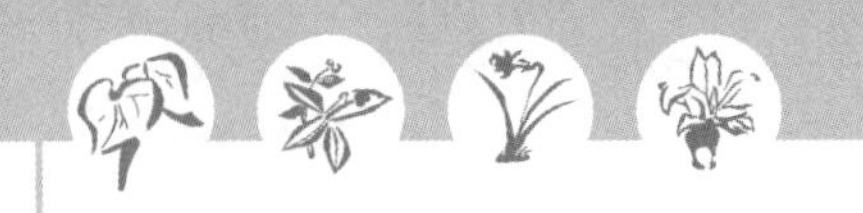

動，食用二到八小時後就會順利通便。東、西方世界都長期使用蓖麻油。蓖麻油對肌膚有軟化的作用。由於具有黏著性，可以使用蓖麻油來保濕或阻擋水分滲透。

在飲食方面，蓖麻油常用於藥丸的保護層成分，也能加在非酒精飲料、冷凍乳製品甜點和糕餅中，作為調味料。它有許多的工業應用，包括軟化原料、處理皮革、防水等功效。它也能被添加在化妝品中，像是口紅、護髮用品、軟膏、乳霜、乳液、透明香皂和栓劑成分等等。因為它非常的黏稠，故不適用於芳香療法。蓖麻油通常呈淡黃色，有股特殊的氣味。當蓖麻油經過磺化或氫化之後，會形成常用於水中的分散劑，所以經常被用於天然沐浴油及口腔清新劑等產品中作為精油成分的媒介。

聽從羅馬人的指示，我的妻子發現將蓖麻油用在修護皮膚上很有效，像是咖啡斑、肝斑、老人斑等。有些人倡導將蓖麻油包與檸檬飲料一起食用，能夠為接受愛滋病治療的患者提高免疫力。

常見的脂肪酸組合

C16:0	st 飽和	Palmitic acid	棕櫚酸	1%
C18:0	st 飽和	Stearic acid	硬脂酸	1%
C18:1	mo 單一不飽和	Oleic acid	油酸	3%
C18:2	pu 多元不飽和	Linoleic acid	亞麻仁油酸	3～4%
C12-OH18:1	mo 單一不飽和	Ricinoleic acid	篦麻子油酸	89～90%

蓖麻油中的非皂化成分大約占 0.5～1%。

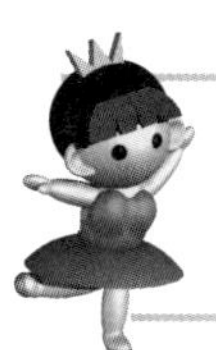

名稱：大風子油 CHAULMOOGRA OIL
植物學名：*Hydnocarpus laurifolia*

基本資料

大風子油的名稱聽起來很有印度風味，充滿了異國風情。事實上，它正是從印度而來的。在印度，大風子樹隨處可見，身長十五到二十公尺，原產於印度的熱帶叢林。大風子樹的葉子呈橢圓形，它白綠色的花小小的，可能是一朵朵的，也可能叢生在一起。大風子樹的果實裡有著無數的種籽，它的核仁則含有大約60%的油。大風子油常用在治療慢性皮膚性疾病。

特性與使用方法

大風子油在半固體的狀態下呈淡黃色，溶化以後則呈深黃色。它有一種特殊的味道，可溶解在大部分的有機溶劑，進而萃取而出。大風子油會引起腸胃不適，絕對不能內服或食用。大風子油大多用來治療痲瘋病、傷口和潰瘍。局部性的擦在關節上，可以減輕酸痛。在南印度，大風子油亦被用來治療慢性皮膚病與眼睛發炎。建議用於風溼、關節扭傷、瘀青、坐骨神經痛和胸腔發炎。因為大風子油有某種殺菌的功能，所以也能用在治療傷口和潰瘍。

在芳香療法中，大風子油可以用在治療因為氣候乾冷所引起的皮膚不適，像是加在臉部和頸部用品裡，以及治療手腳乾裂。它能夠添加在原來就很精良的複方，使其更為優良。它可以與德國洋甘菊和南非鉤麻配搭，做成膠質對抗因發炎引起的疼痛。大風子油能做成油性

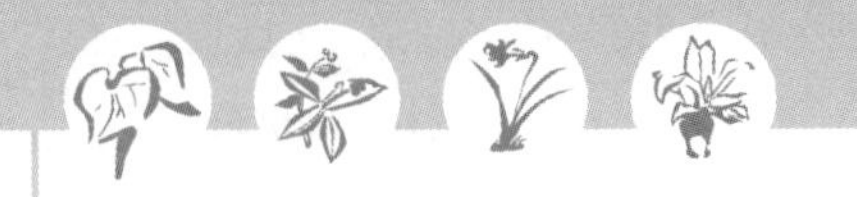

乳霜治療雙手乾裂。

常見的脂肪酸組合

C16:0	st	飽和	Palmitic acid	棕櫚酸	4%
C18:1	mo	單一不飽和	Oleic acid	油酸	6%
13-Cp13:1	mo	單一不飽和	Gorlic acid	大風子烯酸	12%
13-Cp13:0	st	飽和	Chaulmoogric acid	大風子油酸	27%
11-Cp11:0	st	飽和	Hydnocarpic acid	次大風子油酸	49%

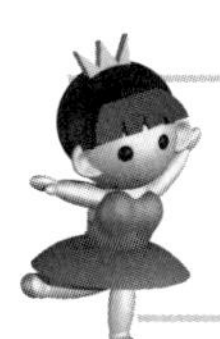

名稱：椰子油 COCONUT OIL

植物學名：*Cocos nucigera*

基本資料

原產於印度洋，椰子樹屬於棕櫚樹，樹長二十到三十公尺，大量栽種於印尼、馬來西亞和西印度群島，後來被引進巴西、墨西哥和非洲。椰子樹適合生長在低緯度、炎熱、潮濕的沿海地區。在所有描繪熱帶群島引人入勝的圖片裡，一定都有椰子樹的存在。椰子樹高高的，它的葉子長的像手掌，有六到八公尺長。椰子樹的果子呈卵型、非常大，重達好幾公斤。椰子的果殼厚實且多纖維，裡面的果肉白嫩鮮美，曬乾後可生產出椰乾油。椰子果子的中空地方充滿了乳白色的液體，是種可口的無菌飲料，一般稱為椰汁或椰奶。椰子的果肉可加在甜品和點心中調味，椰奶則是許多東方調味醬裡的主要成分。

據說椰子（Coconut）一詞是從葡萄牙語“coquo”而來，它的意思是「羊之子」。運用點想像力，不難看出兩個眼睛和一個小小的嘴巴。我們有時會忘記葡萄牙其實是歐洲第一個偉大的探險國家。

椰子油或果油應被當做一項經過高度加工的物質。椰子油有相當多的種類和型態，像是純椰子油和通過高燃點氫化的椰子油。純椰子油通常是固體，呈白色或是透明、淡黃色。為了不讓成分聽起來化學意味太濃，許多化妝品公司都會把像是陰離子性界面活性劑（lauryl suplahte）這類的化學名詞改成「由天然椰子萃取的清潔活性物質」。椰子油是多種清潔劑中的第一原料。

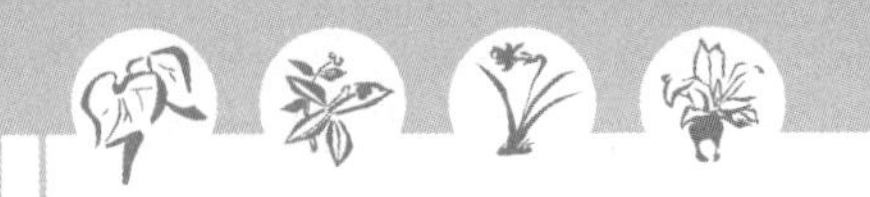

特性與使用方法

由於椰子油的成分大多是飽和油脂，使它非常的穩定，容易保存。椰子油的特性是軟化與滋潤肌膚，並形成一層保護膜。雖然被稱為椰子油，但它其實較像軟軟的奶油。椰子油很容易受到溫度影響，其溶點是攝氏 25°C。它可以用來製造「假摩諾依油」，有些國家會用椰漿做成促進頭髮生長的軟膏。由於它具有良好的保護作用，椰子油也被使用在防曬和沐浴產品中，幫助乾燥、受損的頭髮和肌膚。一般建議將椰子油添加在治療乾燥皮膚的滋潤油和護唇膏中，它也能夠鎮定敏感、嬌弱的肌膚。

椰子樹的葉子可做成屋頂、草蓆和衣服；椰子殼的纖維可以做出踏腳墊、刷子、繩子和帽子，也可以用來覆蓋花園中的植物。

如果不作為乳霜中的濃化物或是基礎油，椰子油最適合獨具慧眼的治療師使用。它非常的滑潤，能夠存留在皮膚一段時間。使用後，皮膚會感覺很平順光滑。它的價格不高，而且能夠妥善地保存精油。很多的療程都可以藉由椰子油來滲入身體，尤其能夠滋潤乾燥、缺乏生氣的頭髮。

不要將天然的椰子油與那些所謂的「分餾萃取」、「稀薄」或「低脂肪」的椰子油混為一談。那些油是經過高度加工提煉出來的，缺乏天然椰子油的本質。那些油是從美國興起，有些芳療師會因這些油價錢便宜而大量使用，但是它們缺乏 C:8 到 C:12 的成分。

常見的脂肪酸組合

C8:0	st	飽和	Caprylic acid	辛酸	6～10%
C10:0	st	飽和	Capric acid	葵酸	5～10%

C12:0	st	飽和	Lauric acid	月桂酸	39～54%
C14:0	st	飽和	Myristic acid	肉豆蔻酸	15～23%
C16:0	st	飽和	Palmitic acid	棕櫚酸	6～11%
C18:0	st	飽和	Stearic acid	硬脂酸	1～4%
C18:1	mo	單一不飽和	Oleic acid	油酸	4～11%
C18:2	pu	多元不飽和	Linoleic acid	亞麻仁油酸	1～2%

椰子油中的非皂化成分大約占 0.6～1.5%。

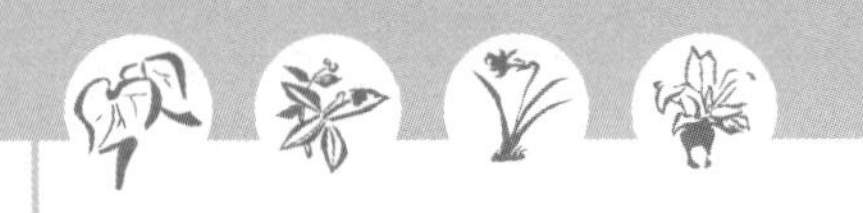

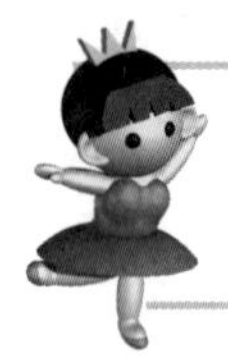

名稱：椰乾油 COPORAH OIL

植物學名：*Cocos nucifera*

基本資料

椰乾油是從椰子中白色蛋白質中萃取而出的。椰乾的貿易被記載在所有關於南海艦隊的文獻中。說穿了，椰乾只是曬乾了或脫水的椰肉罷了，它的主要原素乃是椰子油。

玻里尼西亞人有多種使用椰乾油的傳統。用於夏威夷式按摩（Huna style massage）時要稍微加熱，是按摩時的基本用油。當地的婦女以擁有又粗又黑又光滑的秀髮聞名，這都要歸功於她們用椰乾油或椰子油梳頭的傳統。在西方，則是將椰乾油抹在頭上 15 到 30 分鐘後洗去。清洗時，要盡可能用非刺激性的洗髮精。有些人會將椰乾油當成防曬油，要記得它本身並無防曬的功能，只能作為一種濃厚的乳液，因此要定時塗抹。市面上許多防曬品則是用椰乾油作為主原料，再添加防曬成分。

特性與使用方法

椰乾油的特性優點與和椰子油一樣，用途也相同。

常見的脂肪酸組合

C8:0	st	飽和	Caprylic acid	辛酸	6～10%
C10:0	st	飽和	Capric acid	葵酸	5～10%
C12:0	st	飽和	Lauric acid	月桂酸	39～54%

C14:0	st	飽和	Myristic acid	肉豆蔻酸	15～23%
C16:0	st	飽和	Palmitic acid	棕櫚酸	6～11%
18:0	st	飽和	Stearic acid	硬脂酸	1～4%
C18:1	mo	單一不飽和	Oleic acid	油酸	4～11%
C18:2	pu	多元不飽和	Linoleic acid	亞麻仁油酸	1～2%

椰乾油中的非皂化成分大約占 0.6～1.5%。

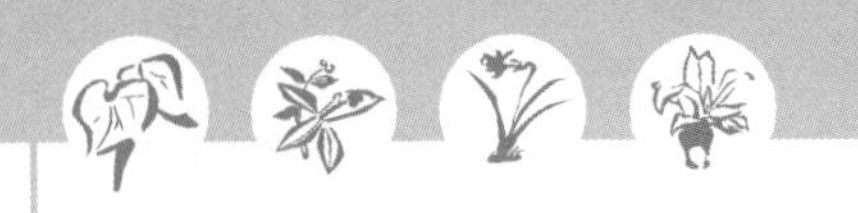

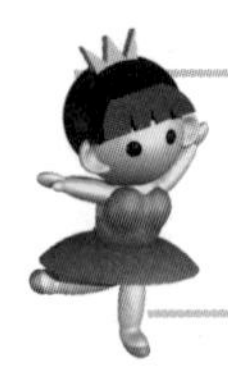

名稱：玉米油 CORN OIL

植物學名：*Zea Mays*

基本資料

英國人俗稱的玉蜀黍（maize）就是玉米油的來源。基本上，玉米油是此種遍布於歐、美洲穀類的副產品。隨著人們油炸習慣的改變，愈來愈多人要求在烹調飲食時使用植物油；這項改變，導致了玉米油業的蓬勃發展。現在的玉米大多經過基因改造；尤其是美國產的玉米，若是沒有特殊標示保證的話，就極可能是受過改變的品種。

玉米，或是玉蜀黍，原產於中美洲，是美洲許多原住民族的主食。所有的玉米都是經過栽種的，至今未曾發現任何野生的前身。玉蜀黍的存在，是古早人類農耕文化的一大證明。英國古代的摩地夫民族（Motifs）將其記載在壁畫和陶器中；中美洲的馬雅人認為人類是從玉米粉而來的；印加人參加喪禮時會送玉米；早期的墨西哥民族將玉蜀黍當成玉米和星宿女仙的化身。玉米有許多不同的顏色，大部分的玉米是金黃色，但是也有咖啡色、紅色、甚至紫色。我們的祖先對玉米的這項特色感到非常驚奇，藍色玉米更是被視為當中的聖品。美國霍皮族印第安人至今仍保有這個習俗。北美的易洛魁族還會為玉米和它的姊姊們祈禱。在探討基因改造的穀物話題時，應該將這些精神心靈方面的因素列入考量。

特性與使用方法

食用的玉米油大多經過高度加工。許多日常的食品，像是早餐玉米片、餅乾、瑪琪琳和巧克力，都在製造時使用玉米油。化妝品業則用它為軟化劑，甚至作為牙膏中的滋潤成分。想當然爾，玉米油的產量豐富、價格便宜，又能分餾製造出像是維他命 E 等副產品。購買玉米油時，別相信所謂的「玉米油含有某某成分」，消費者要注意的是「這瓶玉米油含有某某成分」。

玉米油是從種籽的胚芽中提煉出的，由於它含有豐富的亞麻酸，可當做健康食品，通常是用來油炸或烘烤食物。玉米油因為經過高度加工，所以不受芳療師的青睞。但是，芳療師卻使用歷經相似加工過程的小麥胚芽油。玉米油最棒的特色是它含有高度的不飽和脂肪。由於有大量的維他命 E，它的保久性特佳，又有能對抗自由基的抗氧化物。

上好的小麥胚芽油含有大約 0.2%的維他命 E，玉米油的維他命 E 含量則高達 0.6%（如果沒有在加工過程中流失的話）。適當的情況下，玉米油可以有很不錯的效用，尤其能夠添加在乳霜或複方中，增加產品的有效期限。

常見的脂肪酸組合

C14:0	st	飽和	Myristic acid	肉豆蔻酸	0.1%
C16:0	st	飽和	Palmitic acid	棕櫚酸	8～13%
C16:1	mo	單一不飽和	Palmitoleic acid	棕櫚油酸	1%
C18:0	st	飽和	Stearic acid	硬脂酸	1～4%
C18:1	mo	單一不飽和	Oleic acid	油酸	24～32%
C18:2	pu	多元不飽和	Linoleic acid	亞麻仁油酸	55～62%
C18:3	pu	多元不飽和	Alpha Linolenic	α-次亞麻仁油酸	2%

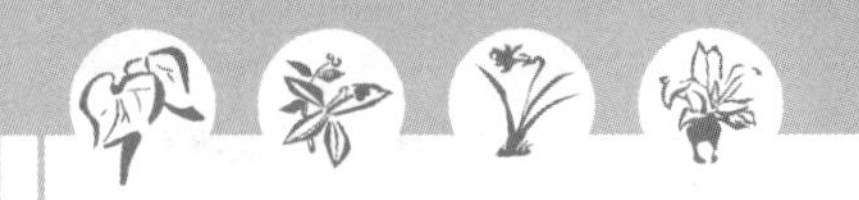

			acid		
C20:0	st	飽和	Arachidic acid	花生酸	1%

玉米油中有豐富的固醇和生育酚，它的非皂化成分可高達 2%。

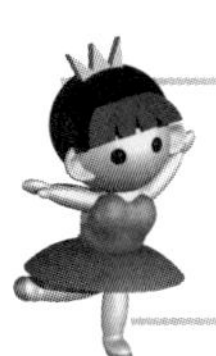

名稱：棉花籽油 COTTONSEED OIL

植物學名：*Gossypium hirsutum*

基本資料

棉花籽油是另一種經過高度加工的油。它不是我們稱為「天生含油」的核仁或種籽類，它是經濟的產物。我們都能輕易地在腦海裡描繪出棉花和它毛絨絨的棉莢。我們俗稱的黑棉花，是指那些沒有棉莢的棉花品種，大多用來製油。棉花的拉丁學名的第二個字“Hirsutum”是多毛的意思，尤指種籽頂部。棉花的蹤影在很多國家都可以看到，但埃及、蘇俄、中國、印度和美國是主要棉花生產國。棉花的運用至少有超過五千年的歷史。

棉花的種籽裡含有一種致命的物質，叫做棉子酚（gossypol）；若要將棉花作為食用油，就必須去除此種物質。棉花油的產量極低，它的原油在加工前非常的濃稠，有如柏油一般，因此需要經過大量的高壓和熱能，才能製造出能夠使用的棉花油。在英國工業復興的全盛時期，紡棉是非常主要的產業，棉花油在當時亦占了英國植物油市場的大半數。

特性與使用方法

棉花在世界各地都通用，是許多產品的成分，從衣褲到輪胎壁，都可以找到棉花的足跡。棉花或棉花油也被用在意想不到的地方，像是油漆、亮光漆、爆炸物、仿棉品、還有人造纖維。你絕對找不到未經漂白、除味、或是完成加工的棉花籽油。棉花籽油通常是黃色的。

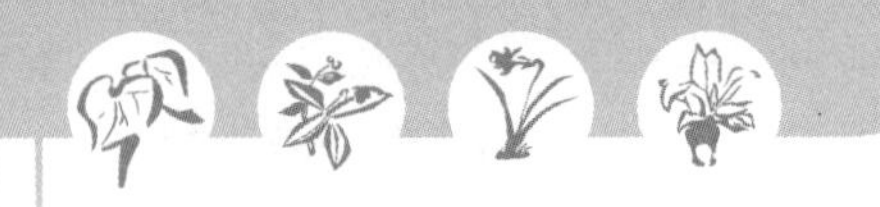

它成為許多廉價的化妝品和香皂的成分，因為它毛絨絨的棉莢能夠成為廣告上的最佳宣傳重點。棉花籽油也被加在廉價的乳霜、嬰兒用品與指甲產品裡。

棉花籽油有時也會被用來增強滑潤度，但是具有專業眼光和著重保健的芳療師通常不會使用棉花籽油。棉花籽油的宣傳重點是它的必需脂肪酸含量，但切記絕不可內服棉花籽油。有報導指出某些人會對此油過敏。它的主要作用是經濟的產品和所謂「天然」的主張。棉花籽油也常和較昂貴的油滲雜在一起。

常見的脂肪酸組合

C16:0	st	飽和	Palmitic acid	棕櫚酸	23～28%
C18:0	st	飽和	Stearic acid	硬脂酸	2～3%
C18:1	mo	單一不飽和	Oleic acid	油酸	14～21%
C18:2	pu	多元不飽和	Linoleic acid	亞麻仁油酸	45～57%

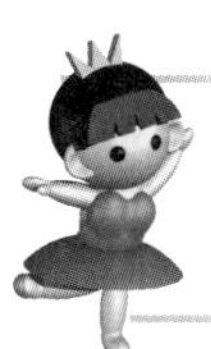

名稱：月見草油 EVENING PRIMROSE OIL
植物學名：*Oenothera biennis*

基本資料

月見草原產於北美洲，一向以它在醫藥方面的應用出名；但是直到約四十年前，研究調查才證實月見草含有豐富的鮮見物質——次亞麻仁油酸（gamma-linolenic acid; GLA）和其他必需脂肪酸，這些都是影響人體內臟健康的重要原素。有些讀者可能還記得「羅倫佐的油」這部影片，片中記錄了一群父母的心路歷程與奮鬥，就是為了使傳統醫學正視缺乏脂肪酸對健康的影響。

月見草是於十七世紀時引進歐洲的。因為它對生長環境不甚挑剔，幾乎任何地方都能看到月見草的存在。在中國有和月見草極為相似的植物品種，此類植物油的使用可能就是從中國開始的。月見草的每一個部分都能有用處，它具有黏性的根非常有營養。它的花通常是黃色的，帶著香氣，只綻開一天，尤其是在夜晚的時候最為豔麗，因此而得月見草之名。隱藏在它拉丁文的意思裡，月見草傳統上與獵人有關。據說，將月見草摩擦在獵人穿的鹿皮軟鞋上，可以掩飾獵人的氣息。

月見草種籽製造出的油呈黃色，暴露在空氣中和光線下，十分不穩定。英國有許多與月見草有關的研究，尤其是在蘇格蘭，有一陣子，當地視月見草為另類農作物。在歐洲廠商大量促銷琉璃苣籽的情況下，月見草的地位有被琉璃苣籽取代的傾向。我個人喜愛月見草甚於其他的亞麻油酸來源；這項偏好並無任何科學根據，完成是個人經

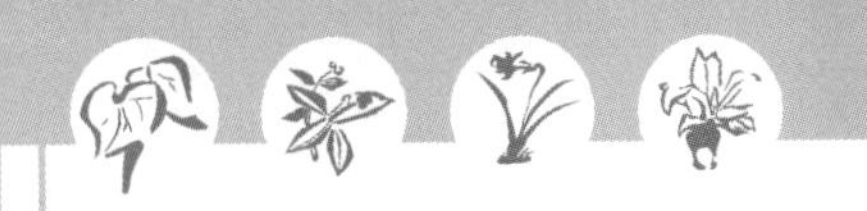

驗所得。傳統醫學並不承認生命力、基因組合、或是生物記憶體，因此，物質的來源並不重要。正如英國國家醫療保健服務（National Health Service）資源下的廉價非專利藥品，不論研究分析的結果如何，某種品牌似乎比另一品牌的藥有效。同樣的，我覺得月見草比較適合我，也因此對我的顧客或患者較合用。

由於它非常的商業化，市場上的月見草油通常是經過加工、除色除味過的，規格非常統一，且是能再生的產品。

特性與使用方法

月見草油含有豐富的不飽和脂肪酸，是 γ-次亞麻仁油酸（gamma linolenic acid; GLA）的主要來源之一，因此是保健食品中不可或缺的一員，也能添加在化妝品中提供肌膚必需的養分。

γ-次亞麻仁油酸（gamma linolenic acid; GLA）的應用包括治療血液循環不良、減少血塊、濕疹、其他與乾性肌膚有關的疾病、老化過程、神經失調、消化不良、月經疼痛、多發性硬化症、陽萎、兒童過動症，以及酒精中毒。必需脂肪酸是免疫系統中重要分子的前身。

γ-次亞麻仁油酸（gamma linolenic acid; GLA）的應用包括保健食品，像是藥丸、膠囊及藥粉類產品；在化妝品方面，特別是用於肌膚乳霜；此外還有嬰兒食品、農場與家庭蓄養的動物營養食品等。雖然大部分的報導著重於它的醫療效果，我們必須了解到必需脂肪酸乃是細胞膜組成的前身，缺乏彈性的肌膚可以定期在局部塗抹再加上服用保健食品來改善肌膚的狀況。適當地與沒藥精油調配在一起，可以改善指甲的彈性。

我在許多的肌膚療程中都會使用月見草油，像是濕疹和牛皮癬，可以將月見草油加在滋潤乳液、護手霜、身體乳液、清潔油、可溶性沐浴油及潤髮乳中，加在化妝品中則是非常好的抗疤產品。適合與昆士蘭果油配搭使用。

正如任何看似有功能的天然產品，關於月見草油的報導是褒貶各半。重要的是，它是否對你和你的患者有效果，而不是紙上的理論。

常見的脂肪酸組合

C16:0	st	飽和	Palmitic acid	棕櫚酸	5～8%
C18:0	st	飽和	Stearic acid	硬脂酸	1.5%
C18:1	mo	單一不飽和	Oleic acid	油酸	8-12%
C18:2	pu	多元不飽和	Linoleic acid	亞麻仁油酸	65～75%
C18:3	pu	多元不飽和	Gamma Linolenic acid	γ-亞麻仁油酸	9～11%

月見草油中的非皂化成分大約占 1～2%，其中包括 β-榖固醇和 citrastadienol。

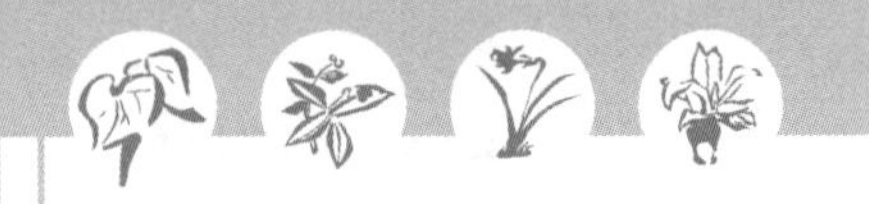

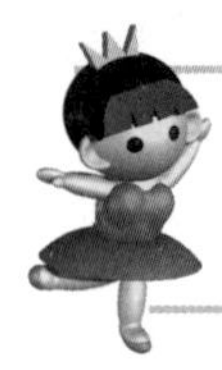

名稱：亞麻芥油 GOLD OF PLEASURE

植物學名：*Camelina sativa*

基本資料

亞麻芥是一年生植物，屬於十字花科的一員；十字花科有許多成員，像是芥菜與甘藍菜。雖然亞麻芥從史前就被當時居住在北歐的人類栽種，今日我們最熟悉的，是將它和小紅蘿蔔混合，作為鳥飼料，餵野生和家庭飼養的鳥類。家庭飼養鳥的繁殖業者，以及其他鳥類與動物愛好者，從很久以前就知道充滿油脂的種籽能夠改善鳥羽毛的光澤。

亞麻芥英文名稱 Gold of Pleasure 的來源是因為它的種籽和油如燒過般的呈金黃色。也有人稱它為亞麻薺（Camelina），但我不建議如此稱呼它，因為容易與山茶花（Camellia）搞混。鄉村裡稱它為「假亞麻」（false flax），因為它常混生在亞麻田中。

亞麻芥的生油清澈透明，帶著其特有的金黃色，但加工過的亞麻芥油通常是淡黃色。通常亞麻芥油是利用溶劑分解萃取而出。亞麻芥油內含高度的抗氧化物，對抗氧化很有功效。有證據顯示亞麻芥油具有上等的滋潤作用。

特性與使用方法

如果亞麻芥油對鳥有益，就應該對人類的頭髮也有幫助，這可能是亞麻芥油的最佳用處。有人提倡將亞麻芥油取代抹香油和荷荷芭油，這是因為在北緯另類農作物採收方式的關係。南瓜油有軟化肌膚與保護的作用。市場上有比亞麻芥油更精緻、更適合身體按摩用的油，但它軟化與保護的特性，使它適合被加在需要沖洗的產品，像是洗髮精裡，因為它可以形成一層保護膜，對抗乾燥的髮絲。

常見的脂肪酸組合

C16:0	st	飽和	Palmitic acid	棕櫚酸	5～6%
C18:0	st	飽和	Stearic acid	硬脂酸	2～5%
C18:1	mo	單一不飽和	Oleic acid	油酸	13～26%
C18:2	pu	多元不飽和	Linoleic acid	亞麻仁油酸	18～24%
C18:3	pu	多元不飽和	Alpha Linolenic acid	α-次亞麻仁油酸	30～40%
C20:0	st	飽和	Arachidic acid	花生酸	1～2%
C20:1	mo	單一不飽和	Eicosenoic acid	烯酸	9～16%
C20:1	mo	單一不飽和	Eicosadienoic acid	二十雙烯酸	1～2.0%
C20:1	mo	單一不飽和	Erucic acid	芥酸	0～4%

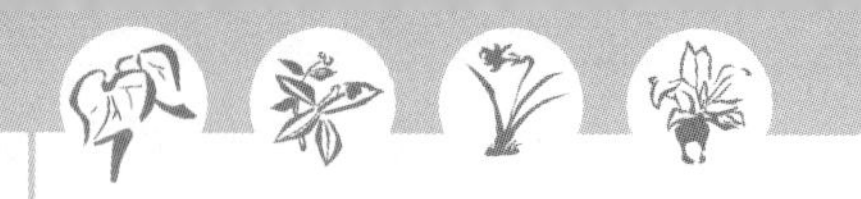

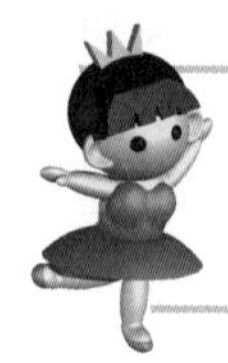

名稱：美洲南瓜油 GOURD or PUMPKIN OIL
植物學名：*Cucurbita pepo*

基本資料

本書所談的是美洲的南瓜，尤指墨西哥和德州產的南瓜。南瓜是最早從新世界傳到歐洲的植物之一，於十六世紀時引進。世界上其實有許多不同品種的南瓜，在非洲、遠東地區以及中亞洲都能找到它的足跡。南瓜是一年生的田園植物，它的莖彎長中空且多毛，它的葉子多毛多刺，如鬃毛一般。南瓜花大又黃，形狀像漏斗。南瓜的果實肥胖，依品種的不同，表面可能極為光滑，也可能凹凸不平。果實裡的果肉如海棉似的，含有許許多多的種籽。人們常將美洲南瓜和甜瓜、一般南瓜及菜瓜聯想在一起，事實上，它們都屬於南瓜科家族呢！菜瓜、一般南瓜和印度南瓜（Cucurbita maxima）的特性極為相似，後者的油也相似。

美洲南瓜白色的果肉與種籽常被使用在藥物中。由於內含許多的種籽，美洲南瓜象徵豐富與充足，也是多子多孫的表徵。道家將它視為能夠長生不死的食物；某些非洲民族認為服用南瓜籽是智慧的象徵；在泰國神話故事中，神聖的美洲南瓜有著許多的觸角，在泰國神話裡，神奇的南瓜就像小叮噹的口袋一樣，裡頭不但住著各種人類，還有各種不同的米，甚至還有許多神祕科學的手冊呢！

特性與使用方法

大部分的人都知道南瓜能夠被當做裝水的容器或杯子。古代名醫迪奧斯科里斯（Dioscorides）建議將葡萄酒裝在南瓜中飲用，能有助於排便。阿拉伯人用它的汁來治療頭痛；據說，有一個發狂的農夫在將切了片的美洲南瓜、黃瓜與甜瓜敷在頭上後，就奇蹟似地復原了。也許是因為它們有令人冷靜的作用吧。美洲南瓜還有許多其他偉大的功能，美洲南瓜籽做的藥方能夠製成乳膏，治療感冒和消化系統發炎，它也是對抗絛蟲的良藥。

一直以來，美洲南瓜油就被用來治療膀胱炎，當美洲南瓜油與蜂蜜或牛奶混合時，能夠為飽受排尿之苦的膀胱炎患者提供舒緩的作用。美洲南瓜自古就是人類生病或復原時的重要食物之一，因為它容易消化，適用於胃很敏感的患者。

初榨的美洲南瓜油有著良好的滋潤與重建的作用，常用於身體乳液、護手霜和臉霜，適合乾性、受損與成熟型肌膚。美洲南瓜油非常的安全，添加在化妝品中時，沒有分量上的限制。建議使用為護手產品。

常見的脂肪酸組合

C16:0	st	飽和	Palmitic acid	棕櫚酸	13～15%
C18:0	st	飽和	Stearic acid	硬脂酸	6%
C18:1	mo	單一不飽和	Oleic acid	油酸	35～47%
C18:2	pu	多元不飽和	Linoleic acid	亞麻仁油酸	30～45%

南瓜油中的非皂化成分至少有 2%。

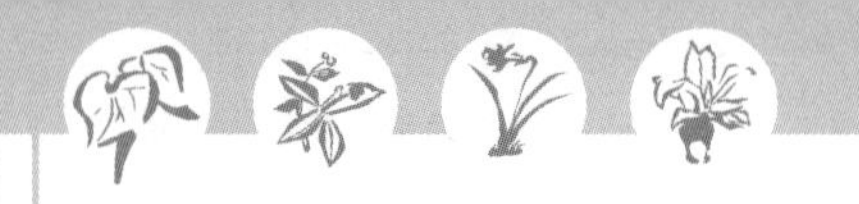

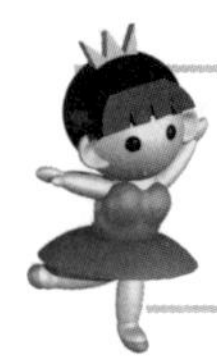

名稱：葡萄籽油 GRAPE SEED OIL

植物學名：*Vitis vinifera*

基本資料

葡萄是流傳最久的傳統農作物之一。所有生產葡萄酒的國家，大多分布於地中海內灣，都以利用葡萄酒中的產品而出名。關於葡萄酒的記載非常多，可說是滿山滿谷。本書是與油有關，但是因為生產技術的關係，史上並無任何關於葡萄籽油使用的記載。隨著品種的不同，葡萄籽中的脂質只有 5%到 20%，所以需要經過高壓和加熱處理（於不加熱的冷溫壓榨之後再進行的額外程序），才能取得市場能接受的葡萄籽油。葡萄籽油深受芳療業的喜愛，因為它是從廢棄物而來，價格便宜，而且有許多的宣傳。雖然有些葡萄籽油是美國加州的產物，但是大部分的文宣將它形容為歐洲的產品。

葡萄籽油的原油通常是深色的，經過加工後，因著品種和製造商的不同，顏色會有所不同，從綠色到無色的都有。

特性與使用方法

加工過的葡萄籽油可用於食物的調味和油炸，它幾乎是無嗅且無味的。葡萄油並有幾種工業應用，像是作為精密機器的潤滑油。肥皂業者會用它來製造液態肥皂。葡萄籽油含有豐富的亞麻油酸，有著建康食品的特色。

由於價格低廉，加上化妝品公司大量的宣傳，葡萄籽油頗受芳療師喜愛，幾乎是人手一瓶。這其實是非常令人憎惡的現象，因為將其與上好的純甜杏仁油、杏桃核仁油和胡桃油相比，它其實沒有多大的功能。正如許多經過高度加工的油，葡萄籽油中有種強調某些特性的化學成分，它是具有潤滑的作用。但是在著重生態以及廢物利用的同時，我們也必須考慮到為了使這些廢棄物再生所需的能源。筆者在寫這本書時，聽說市場即將推出新式冷壓法萃取的葡萄籽油；總之，在購買前，先看清楚你買的是什麼。

在製造化妝品時，葡萄籽油是上好的填充料，非常有經濟效益。它能夠滿足軟化肌膚與在表面形成一層薄膜的基本需求。它取代了白色礦物油，等於是礦物油的升級品，因此受到按摩師的喜愛，但比較不受正統芳療師的青睞，因為他們著重活性原料的選擇。葡萄籽油具有潤滑和鎮定的功能，可加在化妝品的成分裡，也可以保持滋潤，預防皮膚老化。

常見的脂肪酸組合

C16:0	st　飽和	Palmitic acid	棕櫚酸	5～11%
C16:1	mo 單一不飽和	Palmitoleic acid	棕櫚油酸	0.5%
C18:0	st　飽和	Stearic acid	硬脂酸	3～6%
C18:1	mo 單一不飽和	Oleic acid	油酸	12～28%
C18:2	pu 多元不飽和	Linoleic acid	亞麻仁油酸	58～78%

其中的非皂化成分大約是 0.8～1.5%，大部分是酚類和類固醇。

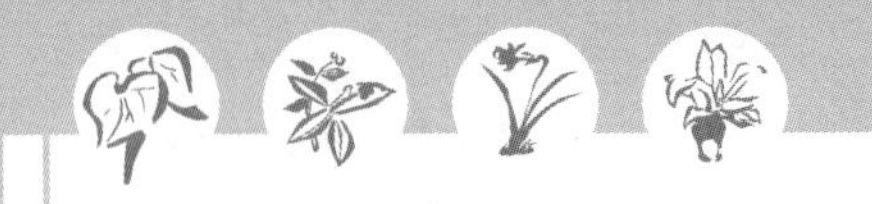

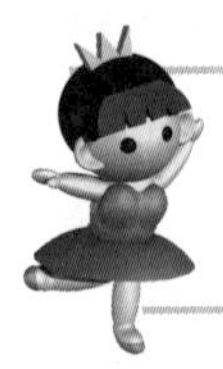

名稱：榛果油 HAZELNUT OIL

植物學名：*Corylus avellana*

基本資料

榛、歐洲榛和法國榛其實是指同樣的植物。榛樹在歐洲幾乎到處可見，尤其是地中海和黑海等水果種植繁多的地區。在英國，許多的灌木樹籬和小灌木林中可以找到它的存在。它一度是動物和人類度過寒冬的主食。它的拉丁文是從它種籽的形狀而來，意思是「小頭盔」。

我和榛樹的第一次接觸與榛果無關，我收藏的是榛樹的花，黃色的榛樹花長長的，屬於葇荑花序，是早春來臨的象徵。按照 Hildegardo of Binge 的說法，它對治療陽萎很有效。由於它有悠久的使用歷史，讓人一點也不驚訝有許多關於它的民間傳說故事的存在。這些民間故事大多是描述它對治療膽方面疾病的效果，民間故事中也有事實根據的。活的榛樹可以作為神聖的杖與棍，但榛樹最知名的用處是加在蛋糕和糕餅中。

榛樹果本身就含有油脂，大約 40%的重量是油，因此容易經由冷壓萃取，產出的油呈深黃色，帶有特殊的味道和氣息。要小心榛果油有不同的等級，有的是食用油，有的是添加在化妝品內的。化妝品和其產品中的油通常是經過加工的，加工過的油顏色較淺，所使用的原始原料也可能不一樣，可能是發霉或生蟲的原料。假如你和使用者很著重生命力或是能量的原則，就得將這個因素列為考量。一分錢一分貨就是了。用於烹調的油，通常是使用烘焙過的榛果以加強風味，所以不要將食物等級與最終效果混為一談。

特性與使用方法

榛果油是由樹上的果實而來。它的組成、穩定性和一些療效特性都與甜杏仁油相似，但是它的擴散力與滲透力比甜杏仁油好很多。它含有維他命 A、B 和豐富的維他命 E。因為它能滲透表皮層且不會在皮膚表面留下油污，榛果油是非常高評價的媒介油。它當然是有軟化滋潤的作用，但我鮮少單獨使用榛果油，除非是應用在秀髮的保護上。搭配有刺激效用的精油，將頭髮浸泡在榛果油中，對乾性髮質有很大的作用。

帶著些許油脂的榛果油能為肌膚提供非常有趣的重建作用，能夠添加在多種不同的肌膚保養品中，像是身體乳液、護手霜、清潔乳液、防曬油、按摩油、口紅和沐浴乳。由於它的散播作用，使它能夠有效防止肌膚的水分流失，特別能夠使敏感性肌膚與嬰兒的皮膚光滑柔軟。

與芝麻油搭配使用，加上一點金盞花浸泡油，是非常棒的日曬後護膚油。研究證明榛果油有過濾陽光的功效，因此可以與其他防曬品一起使用。若是要作為商業產品，在做防曬的宣稱時，要特別謹慎。市面上得到販賣許可的防曬油都屬於合成產品，缺乏某些礦物質，可以藉著像是榛果油等天然材料來補充礦物質的不足。

常見的脂肪酸組合

C16:0	st　飽和	Palmitic acid	棕櫚酸	4～9%
C16:1	mo 單一不飽和	Palmitoleic acid	棕櫚油酸	0.1～0.8%

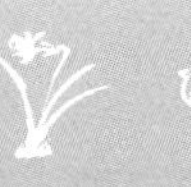

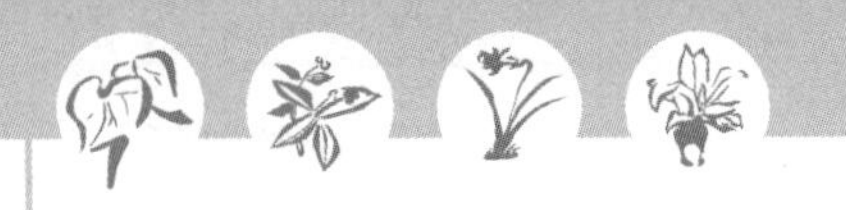

C18:0	st	飽和	Stearic acid	硬脂酸	1～4%
C18:1	mo	單一不飽和	Oleic acid	油酸	71～87%
C18:2	pu	多元不飽和	Linoleic acid	亞麻仁油酸	7～18%

和其他的油相比，榛果油的保鮮度較佳，其中的非皂化成分大約占 0.3～1%，含有豐富的維他命 E。

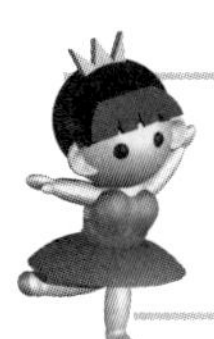

名稱：大麻油 HEMP OIL

植物學名：*Cannabis sativa*

基本資料

毒品大麻的存在，使得大麻油受到很多的政治爭議，因此，大麻油一方面染上污名，一方面又被宣傳成能夠軟化大麻政治立場的產品。由於一些原因，大麻油不像大麻一樣有安定精神的作用，也沒有其中的有效成分。生產大麻油的品種幾乎沒有樹脂，而大麻樹脂乃是大麻的來源，用來製油的種籽為了避免發芽，也在冷壓之前先經過消毒（提倡大麻油的人士通常著重生命力與活性能量，但此種加工方式無疑是自打嘴巴）。

大麻油的拉丁文第二個字"sativa"勉強能解釋成「有用」的意思，第一個字"cannabis"則一直以來都代表「有效」的意思。因為它與毒品大麻的關聯，我們都忘了大麻這種植物是多個世紀前，由羅馬人帶入英國，栽種在多賽郡與得文郡。它的纖維曾是 Bridport 草繩的主要原料，用在英國海軍與出名的 Crewkerne 船帆上。真正的帆布（cannabis）也是用這種多功能的纖維製作的。今日我們大部分的人會使用大麻植物的是鳥飼料，它不僅有營養，也能改善羽毛的光澤。

特性與使用方法

醫學證明，大麻能夠幫助因接受化療而飽受噁心作嘔之苦的癌症患者以及多發性硬化症患者。我們的興趣是在大麻油上，鳥羽毛的應用可以證明用在人類頭髮和指甲上應該會有不錯的效果。大麻油也能

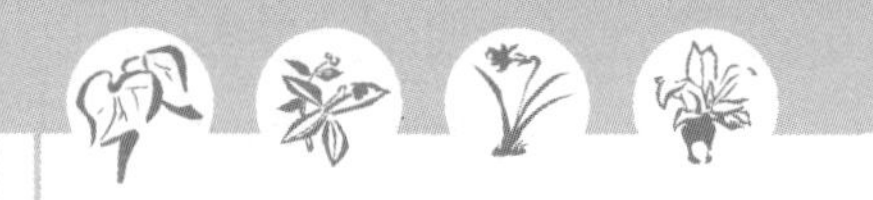

作為烹調用油，它的味道溫和不刺激，與葵花籽油相似。

大麻油含有豐富的必需脂肪酸、Omega3 和 γ-次亞麻仁油酸（GLA）。局部外用時，大麻油的效果與橄欖油相似；它和較溫和的物質——例如杏桃核仁一起配搭，使用效果很不錯。用做護髮時，可以按摩一下，在沖洗前留在頭髮上一個小時，效果較佳，尤其適用於虛弱、受損、燙過的頭髮。加上荷荷芭油一起使用，是很好的主意。將大麻油按摩推入指腹，能夠增強與促進指甲的生長。

常見的脂肪酸組合

C16:0	st	飽和	Palmitic acid	棕櫚酸	5%
C18:0	st	飽和	Stearic acid	硬脂酸	2%
C18:1	mo	單一不飽和	Oleic acid	油酸	10～15%
C18:2	pu	多元不飽和	Linoleic acid	亞麻仁油酸	50～60%
C18:3	pu	多元不飽和	Linolenic acid	次亞麻仁油酸	25～30%

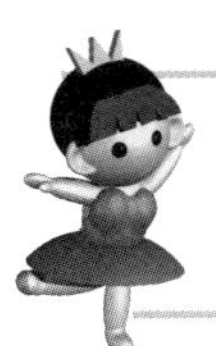

名稱：荷荷芭油 JOJOBA OIL

植物學名：*Simmondsia chinensis*

基本資料

如同許多美國出產的產品，荷荷芭被吹噓成自然界的奇蹟之一。可想而知，有許多關於荷荷芭的功用是誇張不實的，但它確實有許多獨特的功效。和蘆薈一樣，市面上有針對消費者不同需要的各式相關產品。荷荷芭是一種野生長青灌木，生長在美國西南方的索諾拉沙漠與墨西哥全境的乾燥地區。如今，荷荷芭被栽培在許多從以色列到非洲南方的乾燥地區。荷荷芭能夠抵擋沙漠地區的極端氣候，荷荷芭灌木可以一年不需雨水灌溉，它的花與種籽也只需要少量的水分。

荷荷芭是屬於天生多油的植物，它的種籽裡含有高達 60%的油脂。美洲的原住民一直以來都使用荷荷芭油來烹調與護髮；他們也用荷荷芭油作為醫療用品，甚至拿來治療癌症。最佳的荷荷芭油呈金黃色，是荷荷芭籽經過冷壓萃取而出的，原本的型態是蠟，而不是油。市場中有已氫化的荷荷芭油，並且用來作為膏類產品的基質。

荷荷芭的名稱是由原住民而來，它的植物分泌一種汁液，經由鼻子吸入，會令人達到恍惚的狀態，進而產生幻覺。

特性與使用方法

荷荷芭油的組合成分與抹香鯨油類似，但比它更好。

因為它與肌膚的相容性高，荷荷芭油被視為肌膚保養品與抗老化產品中的上好原料，因此芳療師可以將它作為臉部調養複方中固定且

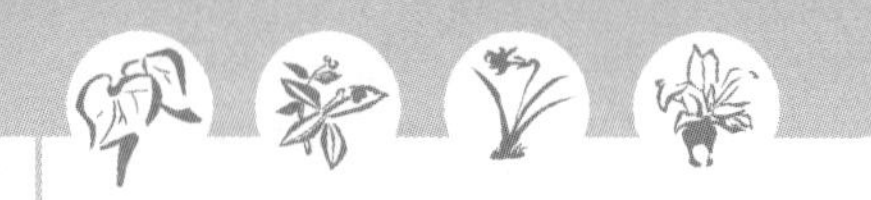

必要的成分。它被廣泛地運用在洗髮精、護髮乳、肥皂、臉部與身體乳液、防曬品和口紅裡。

此種物質應被形容成一種蠟。它幾乎不含任何三酸甘油脂，但卻是酯類分子和脂肪醇的組合。它對溫度敏感（遇冷時會變硬），製成在不同氣候狀況下使用的乳霜時，應將這個因素列入考量。適用於乾裂的雙手與肌膚和受凍瘡折磨的皮膚。

雖然它的傳統用法是保護乾燥的皮膚，世人應了解荷荷芭油其實能夠幫助控制油脂或是容易出油的皮膚。因為它有消炎的成分，與其他的植物油和精油配搭使用，能幫助青春痘患者。它也可以是其他減輕關節疼痛與發炎複方中的好幫手，像是關節炎。

在製藥上，荷荷芭油也被添加在肌膚用品中，用來對抗濕疹、頭皮屑、青春痘等。荷荷芭油非常容易使用與保存，因為它具有強烈的抗氧化特性。

常見的脂肪酸組合

C16:0	st 飽和	Palmitic acid	棕櫚酸	0～2%
C18:1	mo 單一不飽和	Oleic acid	油酸	10～13%
C20:1	mo 單一不飽和	Eicosenoic acid	烯酸	66～71%
C22:0	st 飽和	Behenic acid	山崳酸	0～1%
C22:01	mo 單一不飽和	Docosenoic acid	二十二烯酸	14～20%

其中還有脂肪醇類，按照重要性高低排列分別是：二十烷醇（eicosanol）、二十二烷醇（docosanol）、二十四烷醇（tetracosanol）、十八碳醇（octadecanol），以及其他微量成分。

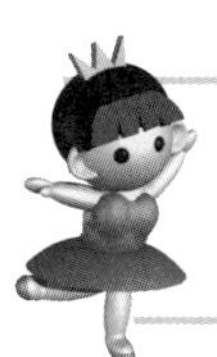

名稱：奇異果籽油 KIWIFRUIT SEED OIL

植物學名：*Actinidia chinensis Planch.*

基本資料

奇異果原產於中國喜馬拉雅山一代，某些人稱它為「中國洋醋果」（Chinese gooseberry）。而今天，紐西蘭是世界上的主要奇異果商業生產國。奇異果的名字“kiwi”是由紐西蘭的一種小鳥而來，這種鳥兒嬌小、害羞、又沒有翅膀，牠躺在烏黑的森林中，在月光下吃著蟲子。法國則是世上第二大奇異果生產國。

奇異果樹的樹莖攀爬如藤蔓般，有著心形的樹葉，還有乳白色的絢麗花朵。奇異果樹的果子長的像膠囊一樣，帶著細細、濃濃的絨毛，它綠色的果肉多汁，有著數不清的小小黑黑的種籽。奇異果肉有著豐富的維他命 C，含量雖然不比玫瑰果多，但是比檸檬多。奇異果種籽油有豐富的必需脂肪酸和維他命 E。

實際上，奇異果籽油只是另一個健康食品業和化妝品業大量促銷的流行商品。這些流行商品的缺點在於製造過程，但是，從生態環境的角度來看，任何的植物油都要比礦物油來得好。

特性與使用方法

奇異果籽油呈淡黃色，稍微有些黏稠，通常是經過加工過的。它非常適合用於按摩，上手容易，可提供良好的潤滑作用，且不會在皮膚上留下明顯的薄膜。它的用法與嬰兒油類似，適合應用於專業製藥、健康食品和化妝品。

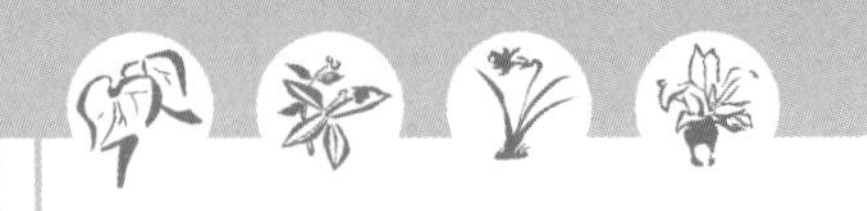

添加在不同的健康食品中時，奇異果籽油能夠促進與輔助細胞生長，尤其是神經與眼睛組織。它能滋潤肌膚，適合身體按摩療程。除此之外，奇異果籽油豐富的必需脂肪酸表示它能夠被添加在抗皺紋的乳霜中，適用於各式各樣的肌膚，是潤膚乳中的珍貴添加物。但在儲藏時要特別小心，因為奇異果籽油不易保存。

常見的脂肪酸組合

C16:0	st	飽和	Palmitic acid	棕櫚酸	6%
C18:0	st	飽和	Stearic acid	硬脂酸	2%
C18:1	mo	單一不飽和	Oleic acid	油酸	13%
C18:2	pu	多元不飽和	Linoleic acid	亞麻仁油酸	16%
C18:3	pu	多元不飽和	Alpha Linolenic acid	α-亞麻仁油酸	63%

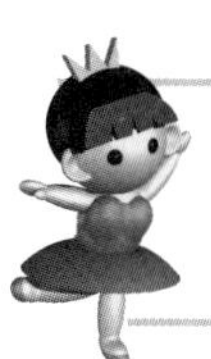

名稱：石栗油 KUKUI NUT OIL

植物學名：*Aleurites moluccana*

基本資料

石栗是南海的珍品，是最常使用，經過加工的油。1959 年，石栗樹成為夏威夷的州樹。傳說中，最早期的玻里尼西亞墾荒者將它引進夏威夷，但是花粉研究證明指出，它是土生土長的植物，適合生長於火山岩土。

生長在山坡上較低一邊的石栗樹，有著淡淡的、美麗茂盛的樹葉，樹葉上有著銀灰色的粉末，在叢林中特別容易辨認。它的花朵小小的，白色但帶著淡淡的綠色，和它的樹葉，常是夏威夷花環中的一員。核果外殼的煙灰經過燃燒後，可用為刺青時的染料。它是一種多用途的植物。

石栗樹的果實有一層約四分之一寸厚的堅硬綠色外殼，裡面有兩個像石頭般，帶著皺紋的果肉。未成熟的核果外殼是白色的，果實成熟後會轉成咖啡色，進而轉為黑色。好幾百年前，夏威夷人發現若是除去核果的外殼，裡面的核果在經過輕微烘焙與擠壓後，會流出一種透明的油，這種油能夠迅速滲透皮膚，擦在肌膚上，能夠潤滑皮膚與減輕曬傷和發炎引起的疼痛。夏威夷人用此種容易吸收的上好油來沐浴新生兒。

特性與使用方法

淡黃色的石栗油不論是單獨使用或與其他油配搭，都是上等的選

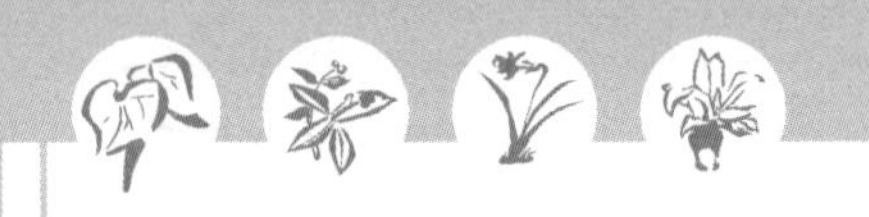

擇。當地的夏威夷人用它來保養肌膚和嬰兒的皮膚。它含有豐富的必需脂肪酸，對健康皮膚的新陳代謝很重要。實驗測試證明，石栗油的多元不飽和必需脂肪酸含量是排列前茅的，這個特性使它成為皮膚與頭髮保養品添加物的上選。它最有名的用法是治療表皮燒傷、皮膚乾裂，以及輕微的皮膚擦傷。

在它的原產地，各個地方都有著數不清關於石栗油對牛皮癬治療成效的見證。它能減緩水分的流失、軟化頭皮，最重要的是，它能夠迅速地被吸收。聽說，將夏威夷果油添加在乳液和乳霜中，或是單獨與維他命搭配使用，對包括嬰兒在內的濕疹患者有很大的療效。研究報導指出，石栗油對長期使用氫基腎上腺皮質素的患者也很有效。同樣地，沐浴後身體會發癢的人和皮膚乾燥敏感的人，應該也會喜愛石栗油所帶來的效果。接受放射線治療的癌症病患，皮膚通常會紅腫、乾燥、發燙，石栗油能有效的改善這種情況。夏威夷農業研發中心一直持續地研究石栗油減緩表皮層水分流失的功能。

使用石栗油時，應該也要將它的抗老化特性與它的肌膚軟化特性一起列入考量。石栗油有豐富的養分，極適合為成熟形肌膚做按摩時使用，同時也為芳療師提供良好的觸感與氣氛，是我個人最喜愛的油之一。

常見的脂肪酸組合

C16:0	st	飽和	Palmitic acid	棕櫚酸	6%
C16:1	mo	單一不飽和	Palmitoleic acid	棕櫚油酸	0.1%
C18:0	st	飽和	Stearic acid	硬脂酸	0.3%
C18:1	mo	單一不飽和	Oleic acid	油酸	20%

C18:2	pu 多元不飽和	Linoleic acid	亞麻仁油酸	42%
C18:3	pu 多元不飽和	Linolenic acid	次亞麻仁油酸	29%
C20:1	mo 單一不飽和	Eicosenoic acid	烯酸	0.??

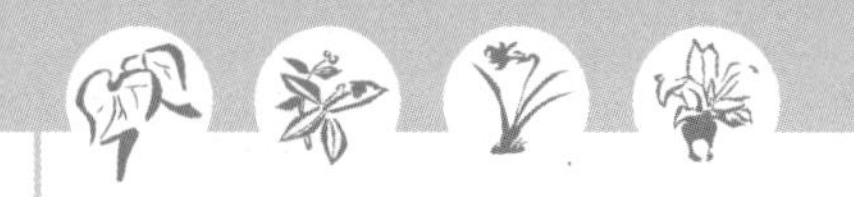

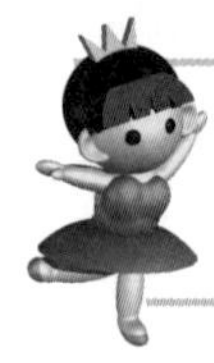

名稱：昆士蘭果油 MACADAMIA NUT OIL

植物學名：*Macadamia ternifolia*

基本資料

昆士蘭果樹是澳洲東岸布里斯本地區的本土植物，當地的人稱它為「灌木果」（bush nut）或「昆士蘭果」（Queensland nut）。雖然澳洲植物學家早在 125 年前就發現了昆士蘭果樹並且替它命名，但該品種卻一直到了 1950 年代才受到人們的利用。這個品種在西元 1881 年被引進到夏威夷，而現在夏威夷反而成了全球昆士蘭果最大的生產地。【審訂者按：坊間許多資料稱之為「夏威夷果油」，此亦無妨。但本書內仍按照其原生地命名，故一律譯作「昆士蘭果油」。】昆士蘭果非常美味可口，而且它的油能做成風味極佳的沙拉醬或麵包沾醬。

在夏威夷，昆士蘭果樹開花的季節通常在十一月到隔年二月之間，而採收期則從隔年八月起連續進行六個月。它的花朵通常呈奶油般的白色，果實成熟的時候會從樹上掉下來，然後被運送到剝莢廠裡盡速將外莢剝除，好將品質降低的機率降到最低。然後昆士蘭堅果便連殼送到工廠裡進行乾燥手續，過程中必須謹慎監控內部果仁的溼度以及乾燥時的溫度。昆士蘭果油一般都是以冷溫壓榨的。

特性與使用方法

昆士蘭果油的顏色偏淡，氣味清淡，是一種極為優質的按摩油。它能迅速地進入皮膚底下，卻依然在皮膚表面保有一層可推滑的油層。它的成分組成與人體皮脂相去不遠。昆士蘭果油含有大量的棕櫚油酸（palmitoleic acid）。很少植物油會像這樣，通常棕櫚油酸都來自於油類。棕櫚油酸是延緩皮膚以及細胞老化不可或缺的成分。專家們發現在更年期間，皮膚裡的棕櫚油酸含量會大幅度降低。昆士蘭果油可以添加在任何抗老化療法或產品中，它的油不但容易乳化，而且能自由地溶解調和於其他油類。它的延展係數極佳，本身活性穩定，只需要少量甚至不需要抗氧化劑。它對於皮膚顯著的療效價值，再加上所有上述特性，讓這種植物油成為極佳的天然產品配方。

昆士蘭果油顯然是屬於單一不飽和油脂，對於關心循環系統問題的人來說營養價值很高。它的抗氧化特性也對罹患動脈疾病的人來說有著顯著的功效。

昆士蘭果油被認為是極佳的滋養油，它不只能給予保濕滋潤，提供細胞修復特性，還能保護細胞脂質避免產生酸敗情形——即所謂的過氧化反應。它的實用性價值是針對成熟膚質，但是作為眼膠及其他脆弱膚質區域的保養品也很有效。

常見的脂肪酸組合

C12:0	st	飽和	Lauric acid	月桂酸	微量
C14:0	st	飽和	Myristic acid	肉豆蔻酸	04～1.6%
C16:0	st	飽和	Palmitic acid	棕櫚酸	7～10%
C16:1	mo	單一不飽和	Palmitoleic acid	棕櫚油酸	16～23%
C18:0	st	飽和	Stearic acid	硬脂酸	1.5～5%
C18:1	mo	單一不飽和	Oleic acid	油酸	54～63%
C18:2	pu	多元不飽和	Linoleic acid	亞麻仁油酸	1～3%

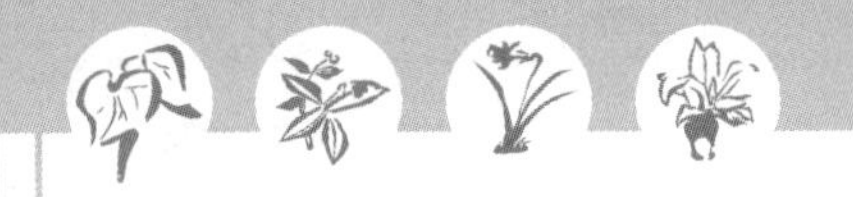

C20:0	st 飽和	Arachidic acid	花生酸	1.5～3%
C20:1	mo 單一不飽和	Eicosenoic acid	烯酸	1～3%

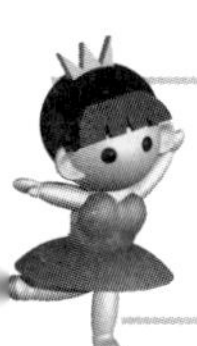

名稱：白芒花籽油 MEADOW FOAM OIL

植物學名：*Limnanthes alba*

基本資料

白芒花也有個十分吸引人的溫柔名字。它是一種生長在北加州以及美國西岸，向北分布至加拿大境內的冬季年生藥草植物，它因著儲存在種籽裡高品質的油而受到重視。它的英文名稱“Meadow Foam”是指許多生長著白芒花的島嶼在花朵綻放時，波光閃閃的美國海洋中所呈現的乳白色景觀。【審訂者按：就像草原上布滿了白色的泡沫花一樣。】現在它已成為歐洲的另一種產油作物。正如同許多種籽萃取的植物油一般，白芒花籽油需要經過精煉程序，雖然植物本身的產油量很高，可高達植材重量的 25%，但實際上和真正更為稀有的正統種籽比較起來還是少很多。

特性與使用方法

身為多功能的工業用已精煉原材料，白芒花籽油的用途廣泛，擴及化妝品、潤滑劑、蠟、聚合物、界面活性劑、防水劑，以及織品和皮革製造等各方面。用於化妝品製造時，它能容易地轉化成一種類似荷荷芭的液態蠟，以及一種類似棕櫚蠟（Carnauba）和堪地里拉蠟（Candelilla）的固態蠟。它是一種含有大量維他命 E 成分，穩定度高的油。這似乎頗適合熱帶氣候地區的治療師選用，因為在那裡的油品保存情形很不穩定。如果將它與較為容易變質的油加在一起，就能增進那些油的穩定度。

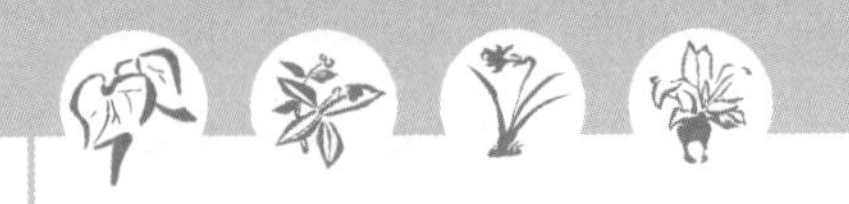

和所有的油品一樣，白芒花籽油具有潤膚的特性，不妨考慮將它加入質感比較厚重的滋潤型乳霜內。由於白芒花籽油獨特的質感，它能成為園藝工作者或是重手工工作者專用乳霜的極佳基質成分。

常見的脂肪酸組合

C20:1	mo 單一不飽和	Eicosenoic acid	烯酸	62%
C22:1	mo 單一不飽和	Erucic acid	芥酸	16%
C22:2	pu 多元不飽和	Docosadienoic acid	二十二雙烯酸	17%

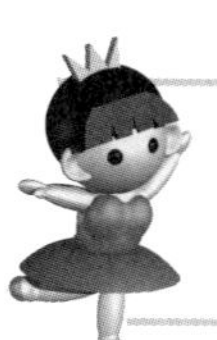

名稱：乳薊油 MILK THISTLE OIL

植物學名：*Silybum marianum Gaertn*

基本資料

中世紀的傳說中記載著聖母瑪利亞因為一心想要保護耶穌，決定將耶穌藏在薊草下，以躲避羅馬士兵的追捕——可想而知，羅馬士兵們絕不想被薊草刺到。有人說瑪利亞將身子向前傾，讓幾滴乳汁落在薊草上頭，於是葉子上便留下了白色的條紋。自從那時起，這個品種的薊草就稱為「乳薊」。

乳薊以野生的方式生長在法國南部、中歐、南歐、西亞及北非尚未開墾過的地方。它屬於菊科家族，是一種雙年生、在堅韌的莖上長有閃亮帶刺與白色葉脈的大片綠葉植物。帶刺的鱗狀物所包圍的紫色細管狀花朵在枝頭末梢組成了單生的花序。乳薊的種籽呈黑色，種籽外皮光亮有皺褶，它是一種常見的雜草。它曾經被人們當做蔬菜利用，人稱之為「野生朝鮮薊」（Wild Artichoke）。乳薊油是透過其種籽，經過壓榨、溶劑萃取，並且精煉過的油品，種籽含有高達 30%的脂質。乳薊油呈黃綠色，並且含有豐富的必需脂肪酸。

特性與使用方法

乳薊草以它對於肝病患者的療效而聞名，是種具有排毒效果的藥草。乳薊油應該含有包括一種稱為利肝素（silymarine）的某個特定類型的類黃酮化合物（flavonoids），這種成分賦予了植物本身保護肝臟細胞以及抗氧化的效果。

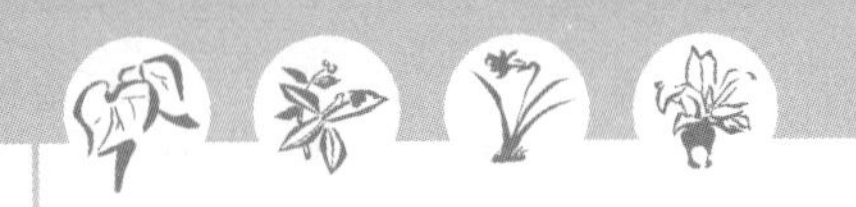

體表敷用的乳薊油絕對會是護膚配方中的必要成分之一，具有極佳的調理肌膚以及修復效果。乳薊油也含有維持肌膚健康與機能正常所需的類固醇（steroids）成分，可針對皮下結構正在衰退以及／或是了無生氣且已受損的肌膚使用。另外也適合加在排毒按摩油中或是改善橘皮組織的用油裡。

常見的脂肪酸組合

C16:0	st	飽和	Palmitic acid	棕櫚酸	8%
C18:0	st	飽和	Stearic acid	硬脂酸	5%
C18:1	mo	單一不飽和	Oleic acid	油酸	22%
C18:2	pu	多元不飽和	Linoleic acid	亞麻仁油酸	57%
C18:3	pu	多元不飽和	Linolenic acid	次亞麻仁油酸	0.3%
C20:0	st	飽和	Arachidic acid	花生酸	3%
C20:1	mo	單一不飽和	Eicosenoic acid	芥酸	1%
C22:0	st	飽和	Behenic acid	山崳酸	2%
C24:0	st	飽和	Tetracosanoic acid	二十四酸	0.6%

非皂化的成分包含了大量的類固醇，主要是豆固醇（stigmasterol）和穀固醇（sitosterol），以及生育酚（tocopherols）。

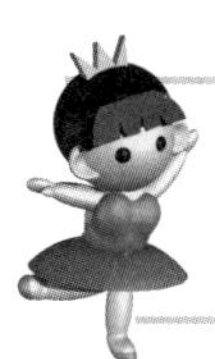

名稱：摩諾依油 MONOI OIL

植物學名：*C. nucifera with Gardenia tahitensis*

基本資料

由於長久以來在文化與宗教的傳統地位中，摩諾依油一直都為法國的玻里尼西亞人用於醫藥及美容等方面，特別是它賦予皮膚及毛髮抵抗艷陽與海鹽傷害的保護效果最為馳名。已經英文化的 Monoi 一字其實源自於大溪地，正是代表「芳香油」的意思。

按照當地的慣例，純正的摩諾依油是藉由將十朵大溪地梔子花（Tahitian Gardenia）浸在特定量的椰子油裡，連續浸泡十天而得。它的真正好處其實與椰子油十分相近。摩諾依油的價格據說隨著所用的花朵數量不同而有所差別。現代的生產過程藉由加入某百分比的真正梔子花原精到油裡面而縮短了生產時間。生產一公斤的梔子花原精需要用掉四十萬朵花，而且都得用手摘取！可悲的是，現今大部分的「摩諾依油」都是用香氣十分粗糙嗆鼻的人工香精來增添香味的。摩諾依油也會被添加以緬梔（frangipani）花朵的溫暖香氣以及香草莢的甜甜香氣。不論在任何情況下，都應該盡可能尋找以天然浸泡或添加天然原精、帶有香氣較為精緻柔和且不黏膩的產品。

大溪地梔子花是一種具有堅韌枝子、油亮葉片，以及明亮白淨、氣味濃郁香甜的星形花朵的小樹。大溪地的女士們經常將它們的花朵戴在耳朵上、夾在頭髮上或是編成花圈來戴。大溪地梔子花是大溪地當地仕女們與舞者身上的基本飾品；事實上，它就是大溪地的標準象徵物。

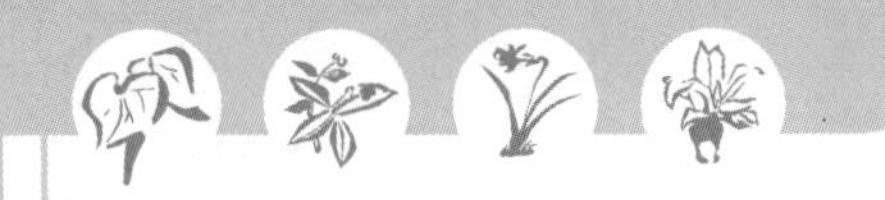

椰乾油（Coprah Oil）來自於乾燥過的椰肉，製造過程很長，包括去除椰子纖維、將弄碎的椰子放在太陽下或放進乾燥爐裡乾燥，最後從中挑選出品質較優的部分來取油。

特性與使用方法

摩諾依油呈淡黃色，並且具有保濕和滋養的效果，它可以單獨直接作為皮膚保養油或嬰兒油來使用。芳療師在臨床上已經發現它能給予肌膚柔軟及絲緞般的質感。當不需要強調特定效果時，我會只為了單純的滿足而把它當成一般的按摩油來用！另外也建議將它用於頭髮保養，因為它能給頭髮帶來柔順感與光澤；此外，它還是一種極佳的日曬後保養用油，因為它能保護皮膚與毛髮免於遭受因陽光與海水所造成的乾澀感。

常見的脂肪酸組合

C8:0	st	飽和	Caprylic acid	辛酸	6～10%
C10:0	st	飽和	Capric acid	葵酸	5～10%
C12:0	st	飽和	Lauric acid	月桂酸	39～54%
C14:0	st	飽和	Myristic acid	肉豆蔻酸	15～23%
C16:0	st	飽和	Palmitic acid	棕櫚酸	6～11%
C18:0	st	飽和	Stearic acid	硬脂酸	1～4%
C18:1	mo	單一不飽和	Oleic acid	油酸	4～11%
C18:2	pu	多元不飽和	Linoleic acid	亞麻仁油酸	1～2%

非皂化的成分含量大約在0.6～1.5%之間。

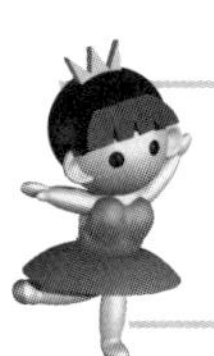

名稱：辣木油 MORINGA OIL

植物學名：*Moringa oleifera*

基本資料

這種油被選為是人類史上最早被認識的油品。在人們發現酒精之前，所有的香水都是用它來稀釋的。古代書籍裡凡是提到「芳香油」（perfumed oil），就是指這種油！它也被稱為「班的油」（Oil of Ben）。辣木可能源自於喜馬拉雅山的山腳下，並分布於三大洲。它生長在半乾燥的環境下，最大的使用量在非洲，特別是在埃及的香水中心。它的用途並非僅止於香水用油，它也用於醫療，並且其年輕的豆莢也能作為食物。它的英文名字「辣根樹」（horseradish tree）聽起來很不討人喜歡，而且這種樹和真正的食用辣根一點關係也沒有。辣木的豆莢必須用手剝除，然後進行冷溫壓榨。工業方面的用途是利用它的酯類成分製成化妝保養品。

特性與使用方法

芳療師們發現這種油對於極為乾燥的皮膚和膚質不乾淨或容易長粉刺的肌膚特別有效，它能立刻被吸收並且留下乾淨的觸感與質感。它的傳統用途像是作為精油的基底油、作為芳香油，到今天都還存在，並且它和油膏基質及凝膠乳霜狀的香水基質都能相容均勻。要進行極為滋潤、滋養的身體或臉部按摩時，我會將它與同樣適合用於成熟膚質的昆士蘭果油調和——辣木油占 60%，其餘的都是昆士蘭果油——這個平衡配方的效果似乎非常好。

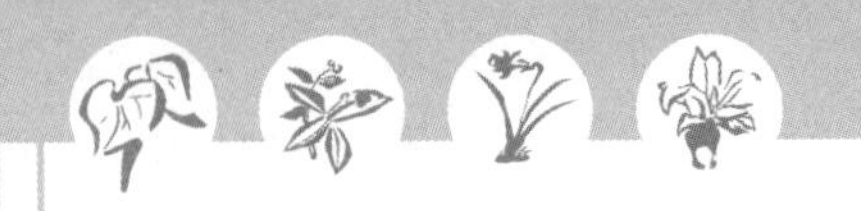

它的良好名聲奠基於強效的抗氧化特性，這對古早時代儲存油品的情況來說可是非常地重要。而今天這項優點也依舊存在，只是現在我們同時也明白辣木能針對抗老療程提供重要的抗氧化成分。在眾多據稱擁有良好抗氧化特性的植物油中，它的療效特性遠超過抗氧化特性普通的椰子油、蓖麻油及葵花油，甚至與人們心目中抗氧化效果最佳的荷荷芭油、鮫鯊烯及昆士蘭果油相比時，辣木油也是其中的大贏家。

常見的脂肪酸組合

C14:0	st	飽和	Myristic acid	肉豆蔻酸	0.1%
C16:0	st	飽和	Palmitic acid	棕櫚酸	5.8%
C16:1	mo	單一不飽和	Palmitoleic acid	棕櫚油酸	1.4%
C18:0	st	飽和	Stearic acid	硬脂酸	6.0%
C18:1	mo	單一不飽和	Oleic acid	油酸	65%
C18:2	pu	多元不飽和	Linoleic acid	亞麻仁油酸	0.6%
C20:0	st	飽和	Arachidic acid	花生酸	3.8%
C20:1	mo	單一不飽和	Eicosenoic acid	芥酸	2.0%
C22:0	st	飽和	Behenic acid	山崳酸	6.3%
C24:0	st	飽和	Lignocric acid		0.7%

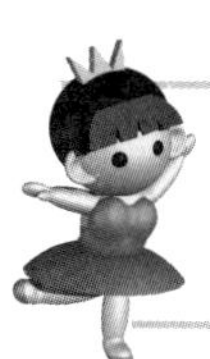

名稱：苦楝油 NEEM OIL

植物學名：*Azadirachta indica*

基本資料

苦楝（Neem）或又稱為印度楝（Margosa），隨著現代人對印度阿輸吠陀醫療的興趣熱潮而成為家喻戶曉的植物。它的俗名叫做「波斯紫丁香」（Persian Lilac），擁有美麗芬芳的淡紫色花朵，而我第一次見到這種植物是在以色列。將它的種籽帶回家，發現它在英國西南部生長得很好，而且雖然它是印度當地的樹木，卻能廣泛生長遍及全世界。

許多印度的傳說都和這棵自古以來就被認為代表神聖意義的樹有關。在印度教的神話裡，當神鷹嘎魯達（Garuda）將長生不老之露（Amrita）帶到天堂時，有幾滴落入了凡間，恰好滴在苦楝樹上，便賦予了它治療的特性。

其實苦楝已經被太過度行銷了，幾乎要達到神蹟般的地位。但是可別因為這樣而不去用它。進口商不學無術的銷售手段已經導致消費者在苦楝籽油（Neem Seed Oil）及萃取自苦楝葉的油之間產生混淆。初次冷壓的苦楝籽油，有些甚至是野生栽種的，最適合用於芳香療法中。苦楝籽油顏色很黑，並且帶有辛辣不討喜的氣味及稍嫌苦澀的硫磺味。

特性與使用方法

苦楝油含有一種稱為印楝素（Azadirachtin）的化學成分，具有強

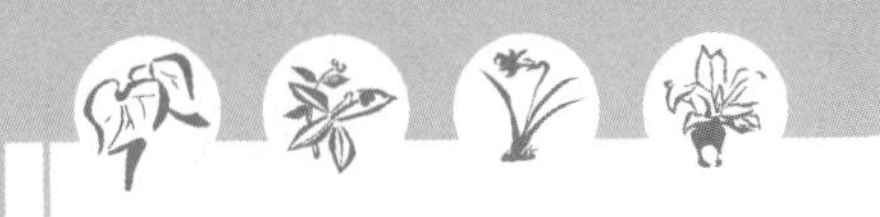

效的抗微生物活性。它同時具有殺蟲效果，並且用來作為花園裡許多小蟲子的天然殺蟲劑，市售的殺蟲劑商品內也會添加這種成分。在芳療師的藥典裡，它經常可與精油調和，用來處理傷口、切割傷與擦傷。它具有極佳的抗黴菌效果，所以對抗香港腳十分有效。它的諸多用途中也包含了處理皮膚表面反應的病毒及細菌感染，例如水痘。苦楝油是一種免疫系統的提振劑，直接塗抹在頭皮上能有效對抗頭蝨的問題，也可以利用它來進行動物的健康保養。

苦楝油在外用時，很多情況下是可以直接塗抹在皮膚上的。它強烈的氣味與顏色可以透過選用品質好的基質乳霜或乳液，以及恰當的精油配方來掩蓋。

常見的脂肪酸組合

C16:0	st	飽和	Palmitic acid	棕櫚酸	18%
C18:0	st	飽和	Stearic acid	硬脂酸	15%
C18:1	mo	單一不飽和	Oleic acid	油酸	50%
C18:2	pu	多元不飽和	Linoleic acid	亞麻仁油酸	13%
C20:0	st	飽和	Arachidic acid	花生酸	2%

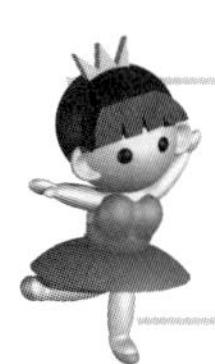

名稱：橄欖油 OLIVE OIL

植物學名：*Olea europaea*

基本資料

橄欖樹是一種非野生的常青樹，有著多節瘤的灰色樹皮及銀綠色的葉子。即使十分年輕的橄欖樹，看起來也是一副老態龍鍾的模樣，這恰好和它古老的悠久歷史相稱。橄欖油算得上是古時代文明的產物，與蜂蜜、蜂蜜酒、啤酒以及牛奶齊名。傳說中提到在眾神的競賽裡，女神雅典娜因為給了一項最有用處的獻禮而獲得獎賞——其實她呈獻給天神宙斯的就是橄欖。希臘及羅馬文學中也都有許多橄欖和橄欖油的相關文獻。橄欖是近東地區的土產，並且在義大利、西班牙、葡萄牙、希臘、突尼西亞、摩洛哥以及敘利亞等地都有大量種植。

橄欖樹在水分不多的環境下還是能長得很好，但是卻不怎麼耐寒。橄欖在春季末期會開出一團團的白色花朵。它的果實小小的，先呈綠色，然後轉為紅色，逐漸成熟時則呈黑色。果實內的脂肪生成作用將酸類及醣類分子轉化成油，果實中的果肉含有油脂，而非果核或種籽。橄欖油的口感取決於橄欖果實的成熟度。

在歐洲，橄欖油是主要的烹飪用油。美食者與紅酒愛好者非常喜愛研究橄欖油的不同口感及品質。這門課其實適用於所有油類，也值得讓人們對於經過大量加工的油品的真正好處能重新再思考。冷壓初榨的橄欖油是市面上品質最好的。油的顏色隨著所用的橄欖果實的成熟度而有所變化，從深綠色到淺黃色不等。橄欖油有很多不同的等級，而由於它們身為其他油類的榜樣，橄欖油通常會以混合的方式調

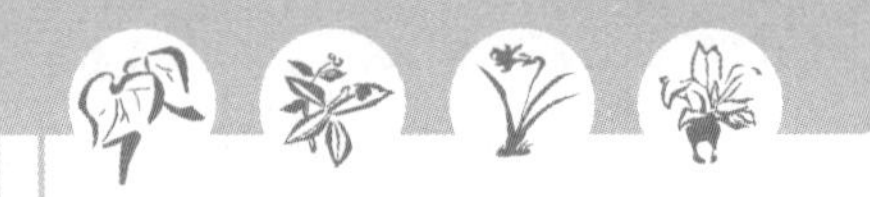

配出某個特定價格的油，比方說加了初榨的橄欖油，其價格就會比較高等等。身為全球的日常用品，有些品牌神奇地能夠年復一年地將橄欖油的顏色與口感保持得一模一樣，而小型的當地製造商卻十分以今年獨特的產質與口感為傲。品嘗橄欖油可是一門藝術呢！

特性與使用方法

橄欖油主要是用在烹飪及沙拉醬汁方面，而這些都是從橄欖油獲得健康益處的最佳方式。所謂的地中海飲食法，也就是食物中含有豐富橄欖油，就是推薦給患有心臟問題的人們。在這裡再一次提到，事實證明不含膽固醇的單一飽和脂肪也有同樣的益處，它能降低胃酸，並且具有適度的通便效果，另外還能協助刺激膽汁分泌。

橄欖油用於一般按摩時，可能會顯得較為厚重黏膩，但有些人還滿喜歡這種感覺的。品質良好的橄欖油的確帶有一股強烈的氣味。傳統來說，橄欖油會用來處理皮膚問題，並且用來浸泡指甲以促進指甲的強韌。它是一種常見的潤膚劑，並且具有消炎特性，還是防曬商品裡的有用成分，也用於皮膚上出現因昆蟲叮咬或遭受蕁麻類植物刺傷的刺激部位。

橄欖油一直被用來處理燙傷以及皮膚炎，特別是溼疹及乾癬，並且也用於敏感與龜裂膚質的護理。它在芳香療法中並不是個很吃香的植物油，而它的最佳用法，我想應該是當成質感適中的乳霜裡的配方成分。有些人建議可以用橄欖油濕敷在愛滋病患者身上。

橄欖油是主要的食用油，且應該將它納入任何健康保健的飲食中。

常見的脂肪酸組合

C18:1	mo 單一不飽和	Oleic acid	油酸	60～85%
C18:2	pu 多元不飽和	Linoleic acid	亞麻仁油酸	9～14%
C18:3	pu 多元不飽和	Linolenic acid	次亞麻仁油酸	1%

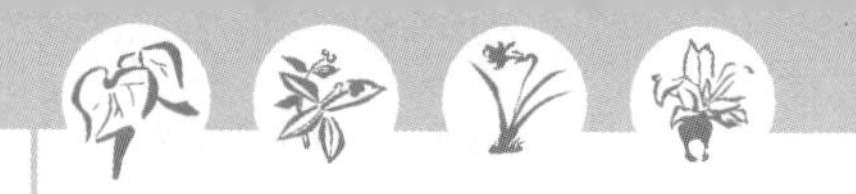

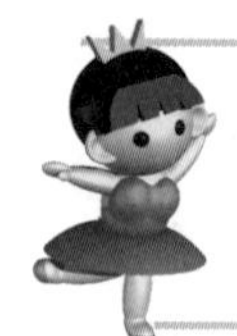

名稱：棕櫚油及棕櫚核仁油
PALM and PALM KERNEL OIL

植物學名：*Elaeis guineensis*

基本資料

棕櫚樹來自於幾內亞，後來透過當地的奴隸與棕櫚貿易商引進到美洲，如今也種植在馬來西亞、印尼、巴西以及非洲西岸。

棕櫚樹是太陽、勝利、財富、能力與耐力的象徵，夢中出現棕櫚樹是財富與好運的徵兆。根據傳說中的記載，人們相信棕櫚樹和橄欖樹都是赫庫勒斯（Heracles）從冥王府（Hades）返回時帶進希臘的。當耶穌進入耶路撒冷城的時候，他的腳下也是鋪滿了棕櫚樹枝。根據羅馬學者普林尼長老（Pliny the Elder）的說法，提洛島（Delos）的棕櫚樹可追溯到阿波羅時代。西西里島上的居民為了驅邪，每割下三枝棕櫚樹的葉子，口中就要唸著祭典的慣用語，據說這樣就能趕走女巫的法術！

棕櫚樹能長到 15 至 30 公尺高，具有一根筆直的圓筒型樹幹。它擁有大而薄片的羽狀葉，並且會長出一叢叢為數大約一兩千個紅黃色、宛如洋李子般多肉的橢圓形果實，棕櫚油就是從這兒萃取出來的。棕櫚果實的顏色按照其中胡蘿蔔素的含量多寡，從黃色到紅色不等。棕櫚核仁或種籽也能萃取出一種淡黃色的油。棕櫚核仁油在北方的氣候環境下會呈現固體狀，而棕櫚油則比較不會這樣，但依舊很容易在低溫情況下凝固。這些油的市場非常大，而且大部分都進了肥皂與清潔劑製造業。

特性與使用方法

和橄欖油與酪梨油一樣，棕櫚油可說是非果核萃取的油，它的油全都來自於棕櫚果肉。由於其中所含的胡蘿蔔素成分能促進維他命 A 在皮膚與細胞再生的作用，棕櫚油被認為具有某些重要的再生特性。正如同所有富含必需脂肪酸的油品一樣，它具有重建細胞結構的能力，加強皮膚的保護屏障，並幫助維持皮膚的溼度與健康。芳療師們能透過這種性質穩定的植物油做出有趣的皮膚保養品。

棕櫚油用於化妝保養品中，通常用於頭髮的潤絲精、按摩油、護手霜、針對受損、疲勞或成熟膚質的修護霜、防曬品以及護唇膏裡；而棕櫚核仁油則類似椰子油，主要用於工業環境裡。

常見的脂肪酸組合

C16:0	st 飽和	Palmitic acid	棕櫚酸	43～45%
C18:0	st 飽和	Stearic acid	硬脂酸	4～5%
C18:1	mo 單一不飽和	Oleic acid	油酸	38～41%
C18:2	pu 多元不飽和	Linoleic acid	亞麻仁油酸	9～11%

含有最多 1.2%的非皂化成分，特別是α-及β-胡蘿蔔素，這些維他命 A 的前身能使得油品成為高價值的產品。

棕櫚核仁油的脂肪酸組合

C8:0	st 飽和	Caprylic acid	辛酸	2～6%
C10:0	st 飽和	Capric acid	葵酸	3～5%
C12:0	st 飽和	Lauric acid	月桂酸	40～55%

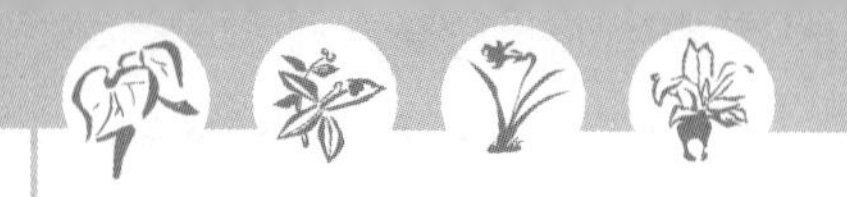

C14:0	st 飽和	Myristic acid	肉豆蔻酸	14～18%
C16:0	st 飽和	Palmitic acid	棕櫚酸	6～10%
C18:1	mo 單一不飽和	Oleic acid	油酸	12～20%

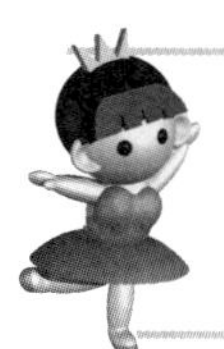

名稱：西番蓮果油或西番蓮花油
PASSION FRUIT or FLOWER OIL
植物學名：*Passiflora incarnata*

基本資料

這種油一般雖然被稱為西番蓮花油（Passion Flower Oil），但嚴格來說這種油其實是來自於它的果實。不擇手段的廠商可能會利用這個機會以藥草油或浸泡油替代真正的西番蓮果油出售。芳療界裡有許多「業餘」的供貨商對於他們所賣的東西其實並沒有由衷的興趣，所以才會造成許多謬誤。西番蓮果在英國是園藝愛好者所熟知的一種熱帶雨林攀藤植物，果實的顏色從黃色到深紅色，甚至緋紅色都有。起源自南美洲的這種植物曾被馬雅人用於護眼霜裡。在藥草療法中，西番蓮的花具有鎮靜安撫的特性。

西班牙的入侵者利用西番蓮植物的形狀及成分來教導基督教教義中，耶穌受難記（Passion of Jesus）的部分，因此它的俗名才有了"Passion"一字。身為宗教界的寶物，據說它能帶來和平，而它的花語則代表著苦戀。西番蓮的果實可以食用，而且從冰淇淋到果醬等各種食品都能做。

特性與使用方法

目前只買得到精煉過的西番蓮花油，而這種油也可能被列為目前流行的用油。它的顏色呈淡黃色，並且能做成十分討人喜歡的按摩油，質地清爽，所以很適合用於臉部按摩以及不喜歡「油膩感」的人。它很快就能被皮膚吸收，但還是推得動。

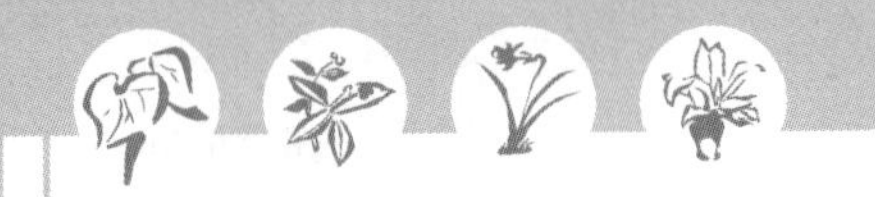

高含量的多元不飽和脂肪酸使它成為保濕產品中的優良成分。由於它使用起來十分方便順手，所以經常作為各種乳液的成分之一。

常見的脂肪酸組合

C14:0	st	飽和	Myristic acid	肉豆蔻酸	0.1%
C16:0	st	飽和	Palmitic acid	棕櫚酸	8.5～10%
C16:1	mo	單一不飽和	Palmitoleic acid	棕櫚油酸	0.3%
C18:0	st	飽和	Stearic acid	硬脂酸	1.5～2.5%
C18:1	mo	單一不飽和	Oleic acid	油酸	12.5～14%
C18:2	pu	多元不飽和	Linoleic acid	亞麻仁油酸	72～77%
C18:3	pu	多元不飽和	Linolenic acid	次亞麻仁油酸	0.5%

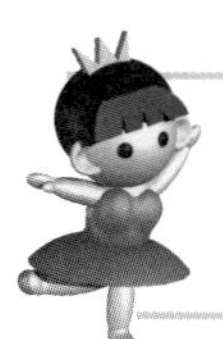

名稱：水蜜桃核仁油 PEACH KERNEL OIL
植物學名：*Prunus persica*

基本資料

水蜜桃樹在中國已經有兩千多年的種植歷史，那裡也有野生的水蜜桃樹，雖然人們相信它的發源生長地應該在波斯。有些人說當初是亞歷山大大帝的軍隊將水蜜桃樹帶進希臘的。現在水蜜桃生長在法國、歐洲其他地區、北非、伊朗、蒙古以及美國加州等地，而且是全世界最受歡迎的果樹。水蜜桃樹象徵著復興、青春以及短暫的戀情！根據中國的傳說，凡是吃了崑崙山上的水蜜桃就能長生不老！古時候，中國人利用桃樹的枝子驅趕邪靈與疾病，小孩和當地動物的頸項上都帶著水蜜桃核，作為驅邪避凶的法寶！

這種小樹能長到 2 至 5 公尺高，具有細長的綠色或發紅的枝子。在春季，亮麗的粉紅色花朵在綠葉發芽之前就會綻放。它的果實在夏末長成，從七月到九月，而且果實又大又多肉，絲絨般的外皮呈現黃黃紅紅的顏色，裡頭還有一顆堅硬的果核。水蜜桃核仁油一般都是經過冷壓萃取而成，並且比它的其他兩個近親（甜杏仁油及杏桃核仁油）都還要珍貴。

在中世紀時期，人們建議用水蜜桃樹的葉子來處理癲癇與寄生蟲的問題，並且能幫助聽力困難。它的樹皮與果核也被用來處理各種不同的疾病，像是頭痛、咽喉痛、痛風以及腺體問題。從碾碎的水蜜桃果核中萃取出來的乳汁可用於驅邪或召靈的儀式，而魔棒也是由水蜜桃的木材做成的。水蜜桃還能釀製出香醇的酒來，所以它的用途非常

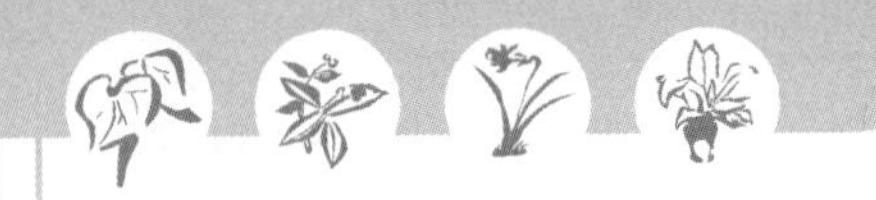

廣泛。

特性與使用方法

淡黃色的水蜜桃核仁油帶著最輕淡的氣味，能作為十分理想的臉部按摩油。我發現它的質感比其他兩位近親稍為厚重一點，帶著些許較為黏稠的觸感。水蜜桃核仁油具有保濕、促進細胞再生以及修復組織結構的療效特性，所以也具有抗老化的價值。它能提供良好的天然皮膚脂質，所以即使和敏感性膚質也能相處融洽。它最常被用在成熟膚質所適用的高級抗皺眼霜、護唇膏、護手霜以及身體乳液、乾性膚質保養品，以及按摩油當中——只需要清淡質感，卻同時需要足夠滋潤度的情況。

水蜜桃核仁油可以內服，並且由於它屬於帶有某些必需脂肪酸的單一不飽和脂肪，水蜜桃核仁油也是十分有益的營養補給品。

常見的脂肪酸組合

C16:0	st	飽和	Palmitic acid	棕櫚酸	5～8%
C18:1	mo	單一不飽和	Oleic acid	油酸	55～75%
C18:2	pu	多元不飽和	Linoleic acid	亞麻仁油酸	15～35%

非皂化成分的含量平均在 0.5%。

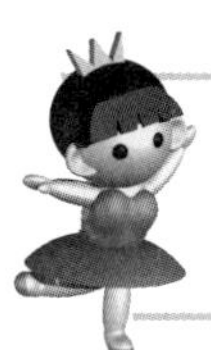

名稱：覆盆莓籽油 RASPBERRY SEED OIL
植物學名：*Rubus idaeus*

基本資料

大部分的北歐人對覆盆莓都很熟悉，它是眾多莓果植物中的一種，像是黃莓（cloud berry）與黑莓（blackberry），它們早就是北歐的傳統食物。覆盆莓可用於製造果醬和甜點。在南美洲也有覆盆莓。它生長在森林的邊緣以及潮濕的林間空地，然而我也曾經在芬蘭的森林深處見過它。覆盆莓葉用於處理喉嚨感染，而它的茶則可用來舒緩痙攣性的疼痛。

覆盆莓籽油含有維他命 E 與胡蘿蔔素，且保鮮期長。它的種籽在進行冷溫壓榨之前必須先磨成粉後，才能做出橘黃色的油。覆盆莓籽油擁有一種精緻而迷人的氣味。並非所有的覆盆莓籽油都是用這種方法製造的，實際上有些可能是以二氧化碳萃取而非壓榨的油。這類萃取油也有它的價值，但是它們大都是以完全相同的特性比例，經過控管及標準化的萃取油。

特性與使用方法

覆盆莓籽油已經為人使用多年，並且藉由德國的研究發現，在 1960 年代非常流行。在此之後，加拿大、法國以及芬蘭便開始進行各種研究，所有的研究結果都確定一種稱為鞣花酸（ellagic acid）的含酚化合物在預防攝護腺癌或乳癌之類的癌症預防方面具有重要的潛在功效。覆盆莓的種籽是療效成分的主要來源。覆盆莓籽油也具有抵抗

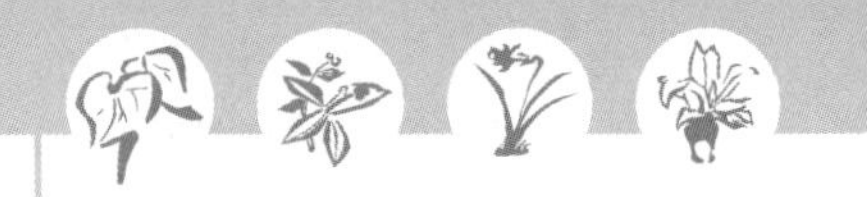

UVB 及 UVC 的濾光特性。與其良好的抗氧化效果加起來，對皮膚會產生正面的加分影響。

這些好處加起來，對於芳療師來說是個很有幫助的油。它是種質地清淡的油，並且用於一般按摩時，在皮膚上並不顯黏膩。當皮膚出現發炎情形時還是能使用它，就連皮膚燙傷也可以。它具有收斂及軟化的特性，能成為良好的肌膚柔軟調理液。

常見的脂肪酸組合

C16:0	st	飽和	Palmitic acid	棕櫚酸	1～4%
C18:0	st	飽和	Stearic acid	硬脂酸	2%
C18:1	mo	單一不飽和	Oleic acid	油酸	10～14%
C18:2	pu	多元不飽和	Linoleic acid	亞麻仁油酸	50～62%
C18:3	pu	多元不飽和	Linolenic acid	次亞麻仁油酸	21～29%

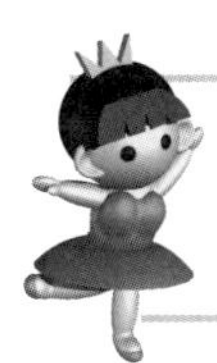

名稱：米糠油 RICE BRAN OIL

植物學名：*Oryza sativa*

基本資料

米生長在溫暖及潮濕的地區，且必須栽種在稻田裡，當米的植物開始生長時，整個田裡必須圍滿了水。米主要種植於遠東地區，另外在埃及、義大利以及法國某些地區和美洲大陸也都有栽種；它是世界上食用量最大的穀類植物。

這種長得像青草般的一年生植物有著扁平的葉子，能長到兩公尺高，而當它成熟時會長出金黃色的稻穗。稻米與米糠都用於醫療，而那極為柔軟、細緻的米麩通常被建議拿來舒緩發炎，並且自古以來便是臉部化妝時所用的粉裡頭的主要成分！稻米可以經過烘烤，當成咖啡一樣來沖泡，成為低酒精類的飲料。它能作為洗衣服時用的漿粉，加了水之後便能成為強力的黏膠。

稻米的營養價值比馬鈴薯還高，但是必須經過嚴酷的處理過程（在被全世界三分之一的人口吃下肚之前），不過很可惜的是，這些處理過程往往摧毀了其中大部分的維他命成分。

日本人將老鼠當做友善的動物，根據傳說記載，正是因為老鼠將稻米帶進了日本，才令全國上下免於遭受飢荒災害。這個故事很長，但卻說明了為什麼許多日本的雕刻與圖畫中都會出現老鼠。

特性與使用方法

米糠油是由稻米的外殼以及種籽的胚芽製成的，具有軟化肌膚、

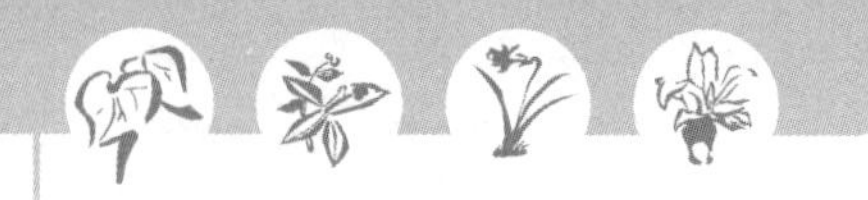

修復皮膚組織結構與保溼的特性，並且由於它的抗氧化功效，它也是抗老化產品中一項有用的成分。米糠油裡的非皂化成分含量很高，大約在 3～4%左右，其中主要成分是一種叫做谷維素（oryzanol）的類固醇，這種成分具有降低膽固醇、對抗壓力影響、促進血液循環，以及舒緩發炎反應的功能。

米糠油也用於針對受損及細軟髮質的洗髮精、針對乾性、成熟膚質，特別是眼部周圍的潤膚霜裡。由於它的抗氧化特性再搭配上提振微血管循環的功效，讓它對於眼睛周圍浮腫與黑眼圈的情況改善特別有效。

在一般的使用方面，這種顏色極為淡黃的油具有中度的黏稠度，非常適合用來進行臉部及身體的按摩。如果要非常強調以上所列舉的療效特性的話，就必須極度要求米糠油的品質。過度精煉的米糠油將無法施展相同的活性。谷維素或阿魏酸（ferulic acid）都是市面上可以買到的營養補給品。

常見的脂肪酸組合

C16:0	st	飽和	Palmitic acid	棕櫚酸	13～23%
C18:0	st	飽和	Stearic acid	硬脂酸	2～3%
C18:1	mo	單一不飽和	Oleic acid	油酸	32～38%
C18:2	pu	多元不飽和	Linoleic acid	亞麻仁油酸	32～47%
C18:3	pu	多元不飽和	Linolenic acid	次亞麻仁油酸	1～3%

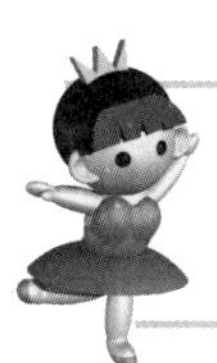

名稱：玫瑰果油 ROSE HIP SEED OIL

植物學名：*Rosa rubiginosa*

基本資料

玫瑰果油是我的公司帶進芳香療法中最重要的油品之一。我的公司投入了比任何人更多的精神和力氣將玫瑰果油介紹到專業的芳療師群之間，並且讓他們注意到這個來自大自然的材料的豐富性。他們都是世界上植物油的專家，能透過這群人的小小力量將玫瑰果油推廣得那麼廣遠，這的確是個小小的奇蹟。玫瑰果油取自於主要生長在安地斯山脈及智利南部的一種野生玫瑰的果實，這種玫瑰生長在茂密多刺的灌木叢裡，在冬季期間會長出為人所熟知的紅色果實。

很多人都知道玫瑰果是天然維他命 C 的最佳來源，玫瑰果糖漿是標準的天然維他命 C 食品。此外，玫瑰果也能製作出果醬和酒來。我太太和我為了做這些東西，特別從英國的北德文郡（Devon）的沙丘上收集了好多玫瑰果，我們很快就發現，其中細小的種籽會像用來做發癢粉的藻類一樣容易附著在頭髮上；如果吸入了這些長著細毛的藻類是有可能致命的。

傳說告訴我們所有的玫瑰都是白色的，直到艾芙戴蒂（Arphodite）在照料她的愛人阿多尼斯（Adonis）時不小心刺傷了自己，她的血染紅了玫瑰的花瓣，於是紅色的玫瑰一直是女性愛戀熱情的象徵，而白玫瑰則代表著男性對愛的入迷。羅馬人深愛玫瑰，並且是用我們無法想像的方式沉迷於其中。

它的品種名“rubiginosa”來自於它的葉子在秋季呈現鐵鏽般的紅

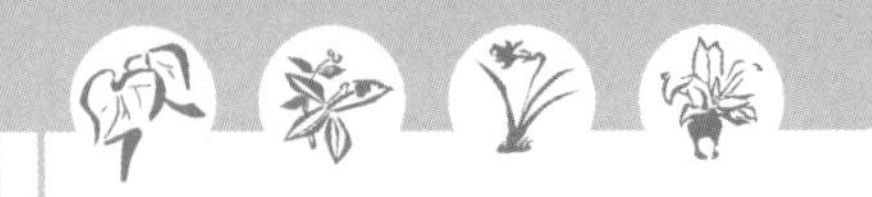

色。它的俗名包括了「麝香玫瑰」（Muscat Rose 或 Rosa Mesquita）、「野玫瑰」（Sweetbriar）或「野薔薇」（Eglantine）。它和英國灌木樹籬的歐洲野玫瑰（Dog Rose）極為相似，但是它的葉子會散發出一種甜甜的香味。

玫瑰果油的製造過程需要用到非常多的人力，必須以手工方式採收。它必須先經過事前的乾燥過程（pre-drying），然後才是正式專人控制的乾燥程序（controlled drying）、去籽（de-hipping）以及除去刺激性成分，然後才進行壓榨。除了壓榨萃取之外，也有溶劑萃取的玫瑰果油。一種稱為冬化的過程（即透過冷藏的方式除去表面厚重的蠟質）能讓油變得更為好用。未精煉的玫瑰果油保存起來並不容易，於是市場上便始流行用精煉過的玫瑰果油。當你購買冷壓或未精煉的玫瑰果油時，要確定它並沒有酸敗的情形。

特性與使用方法

針對玫瑰果油所做的臨床實驗顯示它含有許多重要的必需營養成分，使得玫瑰果油是使組織再生，進而促進皮膚質地與消除疤痕及皮膚色素沉澱方面不可多得的活性產品。它是對抗所有種類的疤痕效果最好的單種油品，包括反射性瘢痕、肥厚性瘢痕、超色性瘢痕，以及甚至對抗蟹足腫或舊有硬化的疤痕組織。它對於嚴重摩擦所產生的燙傷也非常有效——對付這種情況，必須在連續一段期間內，每天在燙傷部位塗上玫瑰果油。

它也能直接塗抹在身體上，或是加在其他配方裡來處理手術疤痕、燒燙傷以及其他瘢疤暗點。透過與精油調和能製成最理想的配方，特別是雷公根（Centella asiatica）的藥草油。

玫瑰果油的抗疤痕特性實在太多了，以至於人們幾乎都快忘了它其實也是抗皺紋效果最佳的油品之一。在保養品內加入玫瑰果油能淡化臉部細紋與皺紋，減緩皮膚老化程序，並且加強肌膚的保濕與滋潤度。這種油比較不適合用於按摩，而且用在全身時會感覺較為黏稠，所以反而令它成為了滋養乳霜、乳液及潔面劑的理想成分。單獨使用玫瑰果油來按摩的確能產生非常好的效果，但是依我的經驗，其實只要用 10%的比例就能產生很好的按摩效果。

常見的脂肪酸組合

C16:0	st	飽和	Palmitic acid	棕櫚酸	3.6%
C18:0	st	飽和	Stearic acid	硬脂酸	2.15%
C18:1	mo	單一不飽和	Oleic acid	油酸	15%
C18:2	pu	多元不飽和	Linoleic acid	亞麻仁油酸	47.7%
C18:3	pu	多元不飽和	Linolenic acid	次亞麻仁油酸	28.5%
C20:0	st	飽和	Arachidic acid	花生酸	0.9%
C20:1	mo	單一不飽和	Eicosenoic acid	芥酸	0.45%
C20:2	pu	多元不飽和	Eicosadienoic acid	二十雙烯酸	0.15%
C22:0	st	飽和	Behenic acid	山崳酸	0.2%
C22:1	mo	單一不飽和	Docosenoic acid	二十二烯酸	0.15%

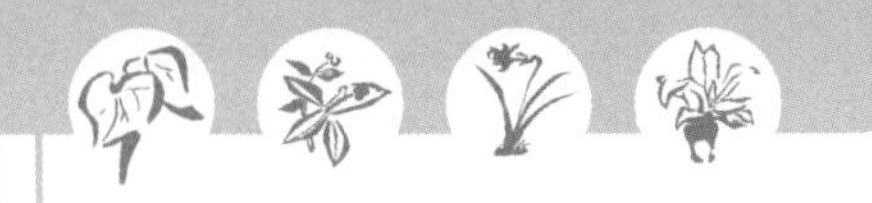

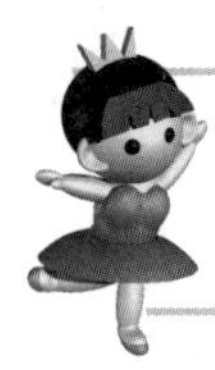

名稱：紅花籽油 SAFFLOWER OIL

植物學名：*Carthamus tinctorius*

基本資料

紅花的植物從遠古時代起就生長於北非、中東一帶，後來在加州的薩加緬度（Sacramento Valley）也有栽種，人們稱之為「美洲番紅花」（American Saffron）。它的種籽甚至在最古老的埃及墳墓裡都能找得到，而當時木乃伊的裹屍布也是用紅花籽所染成的。原本西方與中東地區對於紅花的使用僅止於作為染劑，它的俗名「冒牌番紅花」（Bastard Saffron）正是意指它近似於番紅花的顏色，以及經常被拿來與真的番紅花滲混的用途。它含有一種橘紅色的色素，是阿爾及利亞、突尼西亞、利比亞以及埃及婦女們所用的傳統化妝品裡頭口紅和蜜粉的特別顏色。它最早可能是源自於中亞地區。在東方文化裡，紅花一直被當成一種產油的作物。以前的人是用紅花的油來點燈的。

另一個關於這種植物原本用途的奇特之處是它的花朵與種籽竟然擁有能將牛奶凝結成塊的能力。負責這項工作的酵素將新鮮的牛奶轉變成除了優格以外，西方人都還不太認得的許多發酵品。聖經裡所提到的牛奶與蜜，八成大概也是酸酸甜甜的吧！鸚鵡們非常喜歡紅花的籽，所以它又有另一個俗名，就叫做「鸚鵡籽」（Parrot Seed）。

特性與使用方法

雖然價格較為低廉，質感清淡而且容易使用，但紅花籽油在芳療界卻從來沒有大紅大紫過。從經濟效益的目的來看，與其使用某些芳療師、美容師和按摩師們拿給毫不知情的顧客與病人們所用的精煉油及廉價油（但謊稱是純質天然的），倒不如用紅花籽油還比較實在。紅花籽油裡含有豐富的必需脂肪酸，在許多皮膚的療程中都有良好效果。這種油含有大量的多元不飽和脂肪酸，使得它非常適合給患有動脈硬化或容易形成血栓的人們當作營養補給品食用。它的新鮮度維持不久，所以假如要作為烹調使用的話，得先確定它沒有酸敗的情形，而且應該盡快用完。它也不適合用於油炸烹調。

常見的脂肪酸組合

C16:0	st	飽和	Palmitic acid	棕櫚酸	6～7%
C18:0	st	飽和	Stearic acid	硬脂酸	2～3%
C18:1	mo	單一不飽和	Oleic acid	油酸	14～15%
C18:2	pu	多元不飽和	Linoleic acid	亞麻仁油酸	70～80%

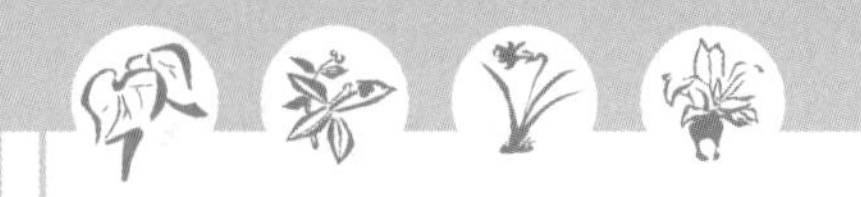

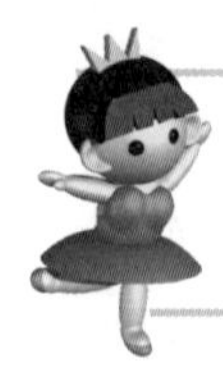

名稱：芝麻油 SESAME OIL

植物學名：*Sesamum indicum*

基本資料

任何一個熟悉英式默劇或一千零一夜故事的人都知道用「芝麻開門」作為開場白。希伯來人、巴比倫人和埃及人都知道 semsen 或 simsin。芝麻象徵長生不老與生命，所以人們便以它的名稱作為開啟洞穴或墓穴時的咒語。人們將芝麻作為祭禮獻給印度神話中的象頭神甘尼許（Ganesh），據說能帶來好運與金錢。正如同阿里巴巴所知道的，全世界的魔法都藏在這一顆微小的種籽裡了。

芝麻的植物從古時候起便為埃及人與其他種族所栽種，直到今天，芝麻生長在中國、印度、巴基斯坦、希臘和南美洲等地。富含營養成分的芝麻油萃取自植物本身的種籽。傳統使用者偏好使用白色的芝麻種籽來製造最佳品質的油，反而不是黑芝麻。它的油是出乎意料之外地穩定，這表示它非常具有皮膚保養及飲食方面的運用潛力。純正的芝麻油萃取量可以高達種籽重量的 50%。大部分的芝麻油都是以高溫壓榨（hot pressed）取得，並且經過精煉程序。有時候為了要強化口感，會先將種籽烘烤一番。冷壓萃取、初次榨取的芝麻油也能買得到，而這種油通常都是淡黃色的。

特性與使用方法

芝麻油非常適合用於芳香療法中，它也是我最喜歡使用的油之一。它的滋潤效果非常好，而且是極佳的按摩用油。芝麻油也是極佳的料理用油，芝麻醬（tahini）亦日漸受到大眾歡迎。東歐人、希臘人以及土耳其人喜愛吃的甜食 halva，就是用芝麻籽和蜂蜜做成的。這是我人生中的第一份甜品，直到現在都還是我的最愛。當你能享受天然食物的時候，何必還要吃營養補給品呢？

芝麻油和胡桃油能調和出質地油潤滋養的按摩油。多年來我一直建議將芝麻油以 20%的濃度調成不同的用油，對皮膚保養方面能帶來極佳的效果。含大量必需脂肪酸與多元不飽和脂肪酸，這種油具有肌膚修復與潤膚特性，也使得它成為大受歡迎的肥皂與清潔用品的添加成分。它的保鮮情形和兩種罕見的特殊成分有關，即為芝麻素（sesamine）和 sesamoline，除此之外也受到 β-穀固醇（beta sitosterol）的影響。於是除了潤膚的效果之外，還能強化肌膚結構的完整性，並且具有清除自由基的作用，使得芝麻油成為身體與臉部滋養霜、面膜及敷體產品中一種非常實用的植物油成分。此外，它還具有輕微的親水性，所以作為泡澡用油時，感覺很清爽，一點都不黏膩。

常見的脂肪酸組合

C16:0	st	飽和	Palmitic acid	棕櫚酸	8～11%
C18:0	st	飽和	Stearic acid	硬脂酸	4～6%
C18:1	mo	單一不飽和	Oleic acid	油酸	37～42%
C18:2	pu	多元不飽和	Linoleic acid	亞麻仁油酸	30～47%

非皂化成分含量通常在 1.5%，其中包括了具有天然抗氧化作用的類固醇。

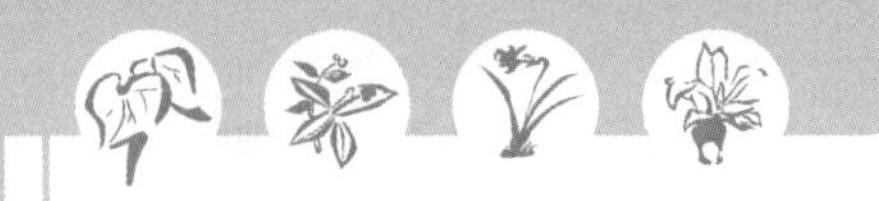

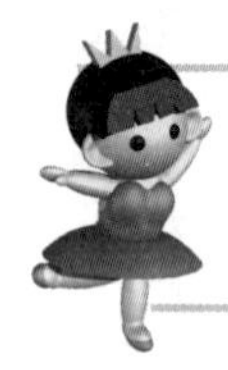

名稱：乳油木果脂 SHEA BUTTER

植物學名：*Butyrospermum parkii*

基本資料

乳油木果樹是來自於非洲的一種充滿神祕色彩的樹，當初是由著名探險家蒙哥・帕克（Mungo Park）引進歐洲，因此也以他的名字命名。每一位芳療師都應該好好利用這個珍貴的油脂，學習非洲女性用它來放鬆身體及保養肌膚。乳油木果脂用於烹調，而且它的樹木本身就能提供當地人民許多助益，包括乳膠、食品及藥品。人們並不會因為建築或燃料的關係而去砍這種樹。

這種屬於熱帶大草原的樹木，特別與馬利（Mali）和布吉納法索（Burkina Faso）這兩個地方相關。乳油木果樹可以長到二十公尺高，而且要到四十歲才能展現全面的生產能力。它會生產出像大洋李般大小的莓果，其中最多含有三顆種籽。一棵樹能生產 20 公斤的果實，可萃取出 4 公斤的果核，然後能製造出 1.5 公斤的乳油木果脂。乳油木果樹通常都是野生採收的，所以都會擁有魔法般的能量氣場。

乳油木果脂有兩種非常不同的萃取程序。第一種是類似傳統方式的冷溫壓榨法，因此能將所有成分原封不動地保存妥當，但是萃取量較低，所以產品價格訂得較高。第二種顯然是最常見的方式，就是用己烷進行溶劑萃取。巧克力製造業的用量最多，但是瑪琪琳與其他食品工業裡也用得到它。

特性與使用方法

芳療師們可能都曾經在不知情的情況下使用過這種油脂。最優質的乳霜與乳霜基質都用它作為首要的活性成分，它具有驚人的柔膚效果。當我在課堂上傳給學生們試用的時候，他們都很愛它的質感。它能讓雙手肌膚變得非常柔嫩。馬利人用它來處理扭傷與肌肉疼痛，而且它的消炎特性使其成為抗風濕治療的好用基質。它也可以當做鬍後膏及乾性髮質的護髮素來使用。人們甚至將它塗在新生嬰兒的臍帶傷口上來協助癒合。

乳油木果脂又稱為雪亞脂，具有過濾紫外線的保護作用。它含有肉桂酸，是良好的保護成分。乳油木果脂也具有促進細胞再生及微血管循環的作用，所以對於龜裂傷口及皮膚潰瘍有療癒的效果。它的抗蛋白質酶（anti-elastase）效果【審訂者按：即保護並防止皮膚彈性纖維受損的效果】能預防妊娠紋產生，令肌膚更加柔軟。

厚重的膏狀質感以及從黃綠色到白色不等的色澤變化，使乳油木果脂其實是可以用來按摩的。你將發現皮膚會非常貪婪地把它吸收進去，並且出乎你意料之外地不會留下油膩的殘油，使用後肌膚質感變得更柔軟有彈性。乳油木果脂的品質隨著季節與品種變化而有所不同；一般認為 magnifolia 品種的品質最好。乳油木果的採收及處理方式也會影響到油脂最後的成分與品質。

假如你買不到純正冷溫壓榨的品質，或甚至根本買不到乳油木果脂的話，不妨留意含有這種油脂的高品質乳霜，並且確定所用的油脂等級為何。價格低廉的天然保養品公司比較有可能會使用精煉過的材料。

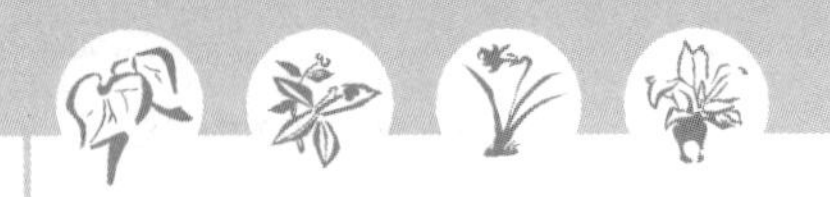

常見的脂肪酸組合

C16:0	st	飽和	Palmitic acid	棕櫚酸	3～5%
C18:0	st	飽和	Stearic acid	硬脂酸	30～45%
C18:1	mo	單一不飽和	Oleic acid	油酸	40～45%
C18:2	pu	多元不飽和	Linoleic acid	亞麻仁油酸	3～9%

非皂化成分的含量高達 8%，比其他的油高很多，其中三帖醇（Triterpenic alcohols）占了主要部分，特別是香樹脂醇（amyrine）及蛇麻脂醇（lupeol）。另外還有 4～7%的類固醇成分以及相當含量的生育酚（tocopherols）。

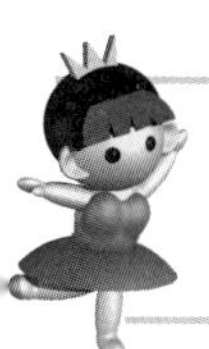

名稱：大豆油 SOYBEAN OIL

植物學名：*Glycine max/Soja hispida*

基本資料

近年來從蛋糕到甜點，大豆似乎成了每種食品的填充物。大豆在美國是生產量極大的農作物；不幸的是，大部分美國產的大豆都經過基因改造，而來自於中國大陸的大豆和大豆油也應該都是基因改造過的。大豆是中國當地的植物，目前全亞洲都有種植，每一顆大豆都含有 18～25%的脂質、蛋白質、維他命、碳水化合物、微量元素以及澱粉質。以它作為當地主要的食物來源已有長達四千多年的歷史。或許它其實應該留在亞洲繼續栽植，因為它的油產量偏低，隨著品種的不同而介於 15～20%之間，而且是屬於溶劑萃取的產品。

特性與使用方法

大豆油都是用來烹調食物與作為沙拉淋醬之用，它是一種良好的食用產品。由於運用廣泛並且富含營養，大豆一直都是人們大力推廣的植物。要是沒有大豆，那麼要如何做出豆腐、味噌和天貝【審訂者按：即發酵的黃豆製品，又稱為印尼霉大豆】來呢？又怎麼可能會有豆漿呢？另外別忘了還有醬油也是大豆做的。由於富含多元不飽和脂肪酸，令它的外觀有點像人造奶油，但也正因為如此，所以它很常見，卻並不適合用於油炸。

大豆油含有豐富的卵磷脂以及許多天然化妝品中的原始成分，像是分散劑、清潔劑以及乳化劑等。大豆油的工業用途非常廣泛，從燈

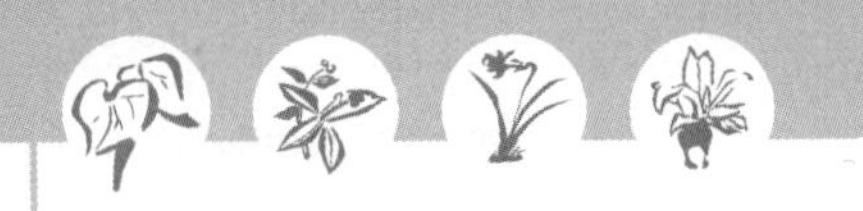

油到顏料用油都有。製造大豆油時所剩下的豆渣也是許多動物飼料的基本配方。

但是它在芳香療法方面的用途就很少了，不過由於它的普遍性，所以不難在一些標籤上發現它以不同名義出現——只要確定它不是用來當做降低產品價格或占去大部分產品體積的成分就好了。

由於它屬於一種潤膚劑，能強化肌膚的防禦屏障，並且預防水分流失。它能用於滋養乳霜、身體乳液以及臉部和身體的保濕產品中。

常見的脂肪酸組合

C16:0	st	飽和	Palmitic acid	棕櫚酸	8～13%
C16:1	mo	單一不飽和	Palmitoleic acid	棕櫚油酸	0.2%
C18:0	st	飽和	Stearic acid	硬脂酸	2～5%
C18:1	mo	單一不飽和	Oleic acid	油酸	17～26%
C18:2	pu	多元不飽和	Linoleic acid	亞麻仁油酸	50～62%
C18:3	pu	多元不飽和	Linolenic acid	次亞麻仁油酸	4～10%

其中含有 0.5～1.6%的非皂化成分，包括生育酚（tocopherol）。

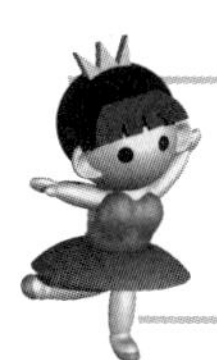

名稱：葵花油 SUNFLOWER OIL

植物學名：*Helianthus annuus*

基本資料

遍地的向日葵的確令人賞心悅目，而且也形成了從烏克蘭到法國等地許多美麗的歐洲景致。梵谷的「向日葵」是舉世聞名的一幅名畫。其實向日葵原本生長在美洲，而且原為美洲原住民印地安人所栽種。向日葵在馬雅文化與阿茲特克文化裡代表神聖的意義，據說它具有保護的法力。向日葵莖裡的汁液據說能帶來智慧。一直到了十六世紀中期它才被引進到歐洲大陸作為裝飾用途，然後又成為歐洲人的食物。它的種籽到今天仍被當成堅果食用，而其花苞則是當成像朝鮮薊一樣的蔬菜使用。

蘇俄人是最早懂得運用葵花油的特性的民族。如今葵花油是用途最廣，栽種面積也最普及的可食用產油作物之一。它的名字取得實在再恰當不過，因為它的花朵總是將臉對著太陽，而且黃橘色的花朵本身長得就像太陽。大部分的小孩們一看到這種一年生，面朝天空，能在數個月之內長到六英呎高以上的植物，就能認得出是向日葵。

由於是廣為栽種的植物，不同品種的向日葵會生產出不同品質的黃色植物油。有些含有大量的油酸，另外也有些亞麻仁油酸含量比較高。向日葵種籽能生產其重量 30%的油。每個品種的製造方式也不一樣，大部分的葵花油都是精煉過的。有機栽種和冷溫壓榨的葵花油也能取得。

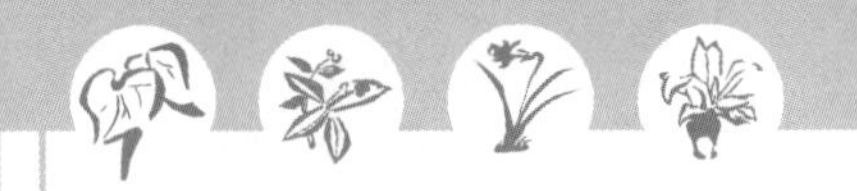

特性與使用方法

葵花油是繼橄欖油之後被認為最佳的烹調用油，在東歐地區甚至取代了橄欖油的地位。用於烹調的葵花油與用於醫療或化妝品的葵花油比起來，含有較少量的亞麻仁油酸。向日葵的植物具有許多用途，從「菸草」到製造人造奶油，從燈油到紙張製造，從頭髮染色劑到肥皂與洗潔劑的製造，都有它的參與——它的確是大自然中用途最多的植物之一。

在醫療方面，東歐中心地區的人們用它的葉子與花朵來調理各種胸腔疾病，特別是當它和精油及藥草調和在一起時，能幫助舒緩支氣管炎的現象。葵花油含有天然菊醣（inulin），對於氣喘的處理十分有效，與「土木香」（Inula）精油調和使用時效果更為顯著，所以非常適合用來處理呼吸道的問題。葵花油在歐洲與美洲兩地也是處理風濕痛非常好用的一種民間療方。

許多植物藥草油或浸泡油都是用葵花油作為基底。它是油溶萃取法所使用的主要材料。由於它的質地比橄欖油還要精細，所以金盞花與聖約翰草油幾乎都是用它作為基質。品質良好的葵花油對於皮膚的保養效果非常好，它類似於人體的皮脂，並且能以仿傚天然皮膚脂質的方式呈現中性油脂的特性。它也非常適合用於稀釋較為昂貴的油材，且因為有機的葵花油較為常見，作為調油成分之一時也能提升產品的有機價值。葵花油可以單獨直接作為按摩油使用，有時候的確會感到有一點黏膩粗糙，但是滑潤度與一般按摩的效果倒還令人滿意。它絕對比礦物油還要適合用來按摩，而且價格也十分便宜。不要將按摩用與烹調用的葵花油混為一談了！透過它能在皮膚表面形成薄薄一層保護膜的特性，葵花油也能給予乾燥及熱風損壞的秀髮良好的潤澤效果。

在食用方面，不妨把葵花油當成一種沾醬、調味佐料、或是沙拉淋醬來用！

常見的脂肪酸組合

C16:0	st　飽和	Palmitic acid	棕櫚酸	5～8%
C16:1	mo 單一不飽和	Palmitoleic acid	棕櫚油酸	0.1～0.4%
C18:0	st　飽和	Stearic acid	硬脂酸	4～6%
C18:1	mo 單一不飽和	Oleic acid	油酸	15～25%
C18:2	pu 多元不飽和	Linoleic acid	亞麻仁油酸	62～70%
C18:3	pu 多元不飽和	Linolenic acid	次亞麻仁油酸	0.2～1.4%
C20:0	st　飽和	Arachidic acid	花生酸	0.0～0.3%
C20:1	mo 單一不飽和	Eicosenoic acid	芥酸	0.2～1.0%
C22:0	st　飽和	Behenic acid	山崳酸	0.5～1.1%

占了 1%的非皀化成分中含有菜油固醇（campesterol）及豆固醇（stigmasterol）。

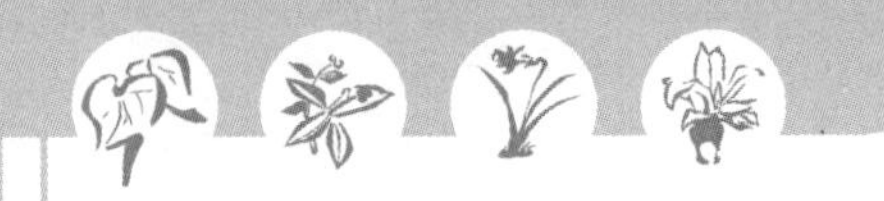

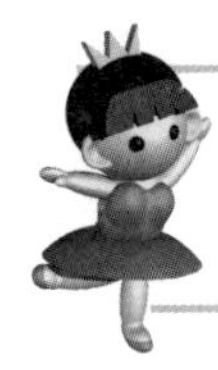

名稱：瓊崖海棠油 TAMANU OIL
植物學名：*Calophyllum inophyllum*

基本資料

瓊崖海棠樹原本生長於亞洲的熱帶地區，它在美拉尼西亞（Melanisia）與玻里尼西亞（Polynesia）的許多島嶼上都有栽種，主要生長在珊瑚沙洲與海岸邊，但有時候也會出現在凡是土地濕潤的內陸山谷。凡是海水能將其種籽帶到地方，例如印度洋以及印尼的群島上，都能發現它們的蹤跡。

瓊崖海棠樹有兩三公尺高，並且擁有一根厚重的樹幹，上面附滿粗糙裂縫的黑色樹皮。瓊崖海棠樹開著如同菩提一般白色芬芳的花朵，很是好看。它的葉片長得十分優雅美觀，而它的屬名 Calophyllum 正代表了這個意思。它的果實是由一層光滑的黃色外皮，裡面包著一層果肉，下面有一顆裡頭含有一個淡黃色果仁的柔軟堅果，長得有點像一顆蘋果。「瓊崖海棠」（Tamanu）是南洋地區的名稱，歐洲人可能對「亞歷山大的月桂」（Alexanderian Laurel）這個名字較為熟悉。

瓊崖海棠有著非常多的傳說。據說人們種這種植物把神聖的祭壇圍住。在樹叢圍成的圓形樹蔭下，神明們親眼看守著吃人的祭典，受難者的左眼會被放置在一片瓊崖海棠的樹葉上作為獻祭，死去的受難者都會被掛在枝頭上。這畫面的確不怎麼浪漫！

瓊崖海棠油是從果仁經過冷溫壓榨萃取而得的。它的樹木本身具有許多有價值的產物，包括一種從樹皮分泌出的綠色樹脂，叫做「卡拉巴香脂」（calaba balm），這種香脂用來止血，並且能作為局部痲醉劑。它的果肉除下之後有時便能當做治療用的敷劑。整棵樹似乎都能展現舒緩疼痛的特性。瓊崖海棠油本身就是在乾燥的過程當中形成，並且是從果仁取得的。它的果仁先經過太陽曬乾，使重量減輕三分之一，當果仁變成褐色時，會散發出一種特殊的氣味，並且能生產出占自己重量75%的油來。瓊崖海棠油呈現油墨般的暗綠色，並且帶有一股強烈的氣味。精煉過的油可能呈現較淡的黃綠色。在較低的溫度下，它會凝結成固體狀。

特性與使用方法

瓊崖海棠油具有療癒和保護的特性，以及強效止痛與帶著促進疤痕修復的消炎效果。它能與玫瑰果油調和使用，雖然一般來說都是單獨使用或與精油調和使用。在南洋群島地區，它被用來舒緩因痲瘋、坐骨神經痛以及風濕而引起的疼痛，並且用來治療潰瘍與嚴重傷口。

瓊崖海棠油被製藥業用來生產皮膚龜裂所使用的藥膏，對於較為嚴重的皮膚問題也十分有效，例如燒燙傷與手術後的傷口癒合等。它的油裡含有帖烯類及酚類化合物，包括苯甲酸（benzoic acid）。

由於它的消炎、抗菌或清潔殺菌的特性，工業界發現瓊崖海棠油是一種製造保護性產品，例如舒緩乳霜、乳液與乳膏時極佳的原始材料；另外也非常適合用於除毛後乳霜、日曬後乳液、或是痛瘡和輕微蚊蟲叮咬軟膏的製造。瓊崖海棠油並不適合用來按摩或食用，而且應該當作產品配方成分以及體表局部敷用。芳療師們可以考慮用它來處理皮膚龜裂或嚴重損傷的問題。由於它對神經痛的效果一向很不錯，對於關節與肌肉疼痛應該也會產生良好的效果。它的消炎與止痛特性

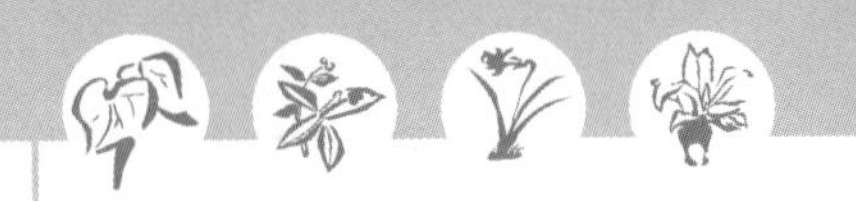

表示它很適合用來處理帶狀皰疹的問題。使用瓊崖海棠油的時候必須小心謹慎，並且要牢記它會促使局部的血流量升高。

常見的脂肪酸組合

C16:0	st	飽和	Palmitic acid	棕櫚酸	15%
C18:0	st	飽和	Stearic acid	硬脂酸	74%
C18:1	mo	單一不飽和	Oleic acid	油酸	10%

非皂化成分中包括了瓊崖海棠樹專屬生產的香豆素（coumarin）轉化物，例如瓊崖海棠酸（Calophyllic acid）。

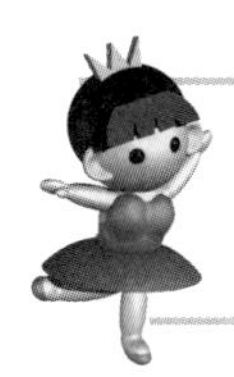

名稱：胡桃油 WALNUT OIL

植物學名：*Juglans regia*

基本資料

胡桃樹非常地高大威武，生長遍及歐洲所有溫暖的地區，特別是法國。美國是全世界胡桃樹生產最多的地方，但是人們認為它應該是源自於波斯的植物。它的木材能做成精緻的傢俱。它的雄花以葇荑花序的方式垂掛著，而雌花則聚集在枝枒的最尖端，所有的花朵都是綠色的。類似洋李子的大型綠色果實裡包著我們所熟悉的皺殼堅果。The doctrine of signatures 上說胡桃對於大腦非常有益，而它的果實如同壓縮起皺的外型，活脫脫像個縮小版的大腦。胡桃的葉子能做成深色的染料，並且能作為染髮劑。其中的染色劑——胡桃酮（juglone）——具有殺菌與殺黴菌的效果，所以或許也能幫助頭髮保持乾淨衛生。胡桃是頂級的烹飪用堅果，經常添加在蛋糕裡。

古代人將胡桃堅果視為眾神的食物。胡桃科植物的屬名 Juglans 來自於人們對名詞“Jove's glans”（邱比特的陰莖頭）或“Jove's acorn”的訛用。胡桃樹象徵著凶兆與災難，女巫們經常聚集在胡桃樹下。有人說清晨時分看見纏繞在胡桃樹旁的薄霧，其實就是女巫們的襯衣呢！

以冷溫壓榨萃取的胡桃油呈金黃色，而精煉過的胡桃油色澤較淡。胡桃油含有非常豐富的不飽和脂肪酸，所以必須經常留意它的新鮮狀況。真正的胡桃堅果能給予自身重量 50%的油。胡桃油的生產等級分為很多種，其中包括萃取自烘烤過的堅果的烹調用油。有些堅果

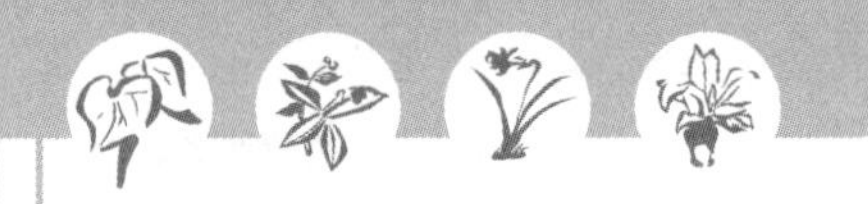

會為了迎合消費者的接受度而進行「漂色」，但是那種堅果的口感都比較苦澀。市面上也能買得到有機胡桃油，用於食用與芳香療法專用。

特性與使用方法

胡桃的葉子在皮膚保養與治療皮膚問題上有著相當長遠的歷史。

胡桃油被用來當做沙拉淋醬，人們非常欣賞它的口感與獨特的香氣。胡桃堅果能作為優良的飲食補給品，特別是新鮮的胡桃果，有時候也被稱為濕胡桃果。醃漬過的胡桃果實在是一種美味佳餚。有一種高級烈酒與餐前酒就是用胡桃做成的。它的特性包括促進乳汁分泌、抗貧血特性以及降低血液中的膽固醇量等，同時也能促進循環。

胡桃油是不可多得的潤膚劑，能幫助皮膚保住水分並且軟化肌膚。這是我的按摩油選之一，特別是當顧客和病人們非常喜愛它的質感以及近乎乳霜般的觸感時。它的滑潤度極佳，黏膩度中等。它的黏稠度足以維持在皮膚表面，不會立刻就被吸收光光，使得它能成為最理想的按摩媒介。它也能用於滋養乳霜、身體乳液以及皮膚保濕產品中；但是它的不穩定性、顏色與氣味，可能會令品質較佳的精煉或半精煉胡桃油比初次榨取的有機生油在選擇作為產品配方成分時更占優勢。

常見的脂肪酸組合

C14:0	st 飽和	Myristic acid	肉豆蔻酸	0.1%
C16:0	st 飽和	Palmitic acid	棕櫚酸	6～8%
C16:1	mo 單一不飽和	Palmitoleic acid	棕櫚油酸	0.2%

C18:0	st	飽和	Stearic acid	硬脂酸	1～3%
C18:1	mo	單一不飽和	Oleic acid	油酸	14～21%
C18:2	pu	多元不飽和	Linoleic acid	亞麻仁油酸	54～65%
C18:3	pu	多元不飽和	Linolenic acid	次亞麻仁油酸	9～15%

非皂化成分含量大約在 1%，且富含榖固醇（sitosterols）。

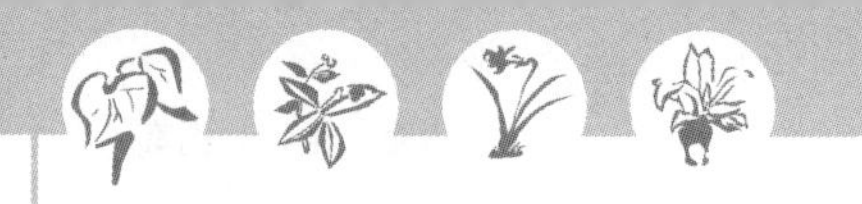

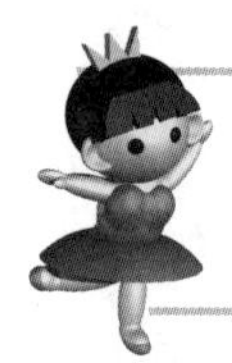

名稱：小麥胚芽油 WHEAT GERM OIL

植物學名：*Triticum sativum*

基本資料

小麥是一種草本的穀類植物，且大規模的栽種遍及全世界。它的屬名“Triticum”是研磨的意思，暗示著該植物在麵包裡扮演主要的麵粉成分的角色。它的栽種時間已經年久不可考，但很可能是來自於幼發拉底流域的野草植物。許多神明，包括埃及冥王奧西里斯（Osiris）、農業女神狄米特（Demeter）、穀類女神希芮斯（Ceres）等都與小麥有關。一直以來，小麥都代表著財富與繁殖力。

小麥是一年生的植物，以多個不同的種類栽種於全世界各地，包括硬小麥和軟小麥、冬麥和夏麥等。而今天，相當大量的小麥都來自於基因改造植物。它被用在醫療方面，但其實應該算是主食的一種——麵包。圍繞在白麵包與純麥麵包以及義大利麵的營養價值上的爭議實在太多，故此在這裡並不多談。麵粉的顏色取決於研磨的過程、麥麩、穀皮以及胚芽本身的條件，褐色與黃色能夠透過研磨的方式移除。

來自於胚芽生產的油以幾種型態存在。基本上並沒有所謂冷溫壓榨的小麥胚芽油；高溫壓榨、溶劑萃取以及真空萃取是比較常見的幾種方法。有一種小麥胚芽的萃取油，經常被當成真品來賣，實際上是將小麥浸泡在另外一種植物油裡，待種籽吸收足夠的油之後，再以冷溫壓榨的方式把油從吸飽了的小麥種籽裡萃取出來。這些萃取方式表示小麥胚芽油有各種不同的品質。品質優良的油，價格當然不會便宜。所有的價值都應該與維他命 E 的高含量有關。小麥胚芽油的顏色從深橘色到黃色不等。

特性與使用方法

小麥胚芽油含有非常大量的維他命 E，並且能給予相當含量的不飽和脂肪酸。但是儘管如此，我們還是不能忽略它含有大量固醇以及維他命 A 及 B 群的特點。它被用來當做沙拉淋醬以及健康食品中，也很適合製造膠囊以及其他醫療或營養補給品的製造。

小麥胚芽油在芳香療法中經常被當成一種抗氧劑添加在配方裡，但是光靠它裡頭所含的維他命 E 的量是沒辦法完全靠得住的——不過有總比沒有好！仔細找出它的天然維他命 E 含量，通常最多是 0.2%。

小麥胚芽油是一種潤膚劑，並且用於滋潤乳霜、身體乳液以及身體與臉部的保濕產品中。它裡面所含的抗氧化成分使它成為修護霜與修護凝膠，以及其他針對成熟或受損膚質研發的產品所需要的主要成分。由於質感頗為黏膩厚重，並且帶有一股特殊的氣味，使它並不適合用來按摩。

常見的脂肪酸組合

C16:0	st	飽和	Palmitic acid	棕櫚酸	14～18%
C18:0	st	飽和	Stearic acid	硬脂酸	0.5～0.6%
C18:1	mo	單一不飽和	Oleic acid	油酸	16～22%
C18:2	pu	多元不飽和	Linoleic acid	亞麻仁油酸	54～58%
C18:3	pu	多元不飽和	Linolenic acid	次亞麻仁油酸	4～7%

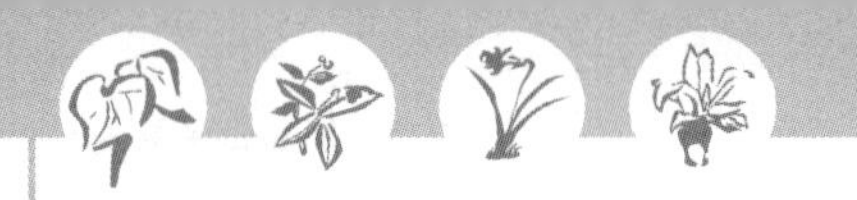

非皂化成分含量占 3～4%。含有特別豐富的類固醇，其中一定包括 β-穀固醇（beta sitosterol）及菜油固醇（campesterol）。卵磷脂的含量約占 2%。

藥草油 *HERBAL OILS*

藥草油或稱為浸泡油，和一般的植物基底油是不一樣的。有些芳療產品供應商會將它們混為一談，但實際上它們是兩種不同的東西。它們在芳香療法中擁有屬於自己的優勢，而且有關它們的研究都十分有價值。

根據一些芳療書籍上的說法，你可能會認為到了二十一世紀，蒸餾法在全世界應該算是很常見的了。但事實並非如此。在以前，如果要萃取出香草植物中的好東西，最常見的方式其實是用煮沸法、泡香草茶、或是製作藥草浸泡油。利用酒精或蒸餾法萃取是後來才有的做法。直到今天，我們仍發現原住民會用山羊、甚至鵝的油脂，和植物油膏來萃取香草精華。

香草植物含有高活性的化學分子，其中有些化學分子可以透過溶解於溶劑中的方式萃取出來。這些使用的溶劑都必須是天然的，像是油、水或是製造出來的甘油或酒精等。有些溶劑是來自於天然資源，但有些也來自於人工合成的製作物，其中最常見的就是丙二醇（propylene glycol）。不同的溶劑會吸引不同的活性成分，比方說維他命 C 屬於水溶性分子，而維他命 E 則屬於脂溶性分子。

要說到藥草油的品質，其實這和溶劑有著密切的關聯。溶劑本身也會有達到飽和的時候，也就是說它無法繼續接納再多的活性成分，因為它已經吸收飽和了。所以藥草油的品質和它的容量沒有關係，重要的是專業的知識。

藥草油的萃取方式有兩種，一種是工業萃取法，另一種則是日光萃取法。後者是最簡單的方式，而且在家裡就可以直接進行。不論用

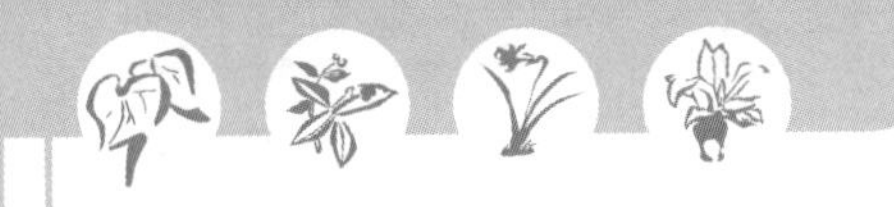

哪一種方法，原始植材一定得要用最好的，植物基底油或溶劑也是一樣。進行日光萃取法時，品質優良的有機葵花油是不錯的基底油選擇。

先在大型玻璃容器裡盛滿選好的香草，然後便置於陽光下，讓光與熱幫助活性成分釋放出來。容器必須經常倒轉放置，過程緩慢的萃取過程需時二至三週完成。透過這種方式能做出品質相當良好的聖約翰草與金盞花浸泡油。

工業萃取法的過程比較快，而且也是我們口中較為「恰當」的方法。如果並不強調產品品質，比方為了能在洗髮精的產品標籤上做文章才需要用到藥草油的話，香草植材會被置入一台螺旋榨取機，將香草碾碎，與基底油混合成泥。以這種方式生產的油，只能說含有一丁點活性成分的藥草油。以這種方式生產的聖約翰草油可能不會是紅色，反而是綠色的！

一些產品品質效佳的製造商的確會利用浸透以及長期浸軟法，甚至以真空法萃取藥草油。萃取過程十分緩慢，並且其最終產物能完全代表原本香草植物在脂溶性活性成分中所能發揮的潛力；這其中包括了許許多多無法透過蒸餾萃取的少量精油分子。止痛效果極佳的繡線菊（Meadowsweet）就是一個很好的例子。

浸泡油裡含有精油成分，在古時候曾是人們普遍使用的植物精華。這些都是蓋倫醫生曾經使用的藥材，也是埃及豔后用來保養身體的軟膏，它們對芳療師們來說是具有極高價值、使用方便且安全的東西，不需要太深入的了解就能輕易上手。任何有關脂肪酸的檔案都隨著所使用的基底油品種類而有所不同，而且其實這和療效並沒有太大關聯。重要的是其中的活性成分，以及個人與該香草之間的記憶為何。

這些藥草油自成一格，並且需要研究。一本好的藥草書籍會提供植物的背景與實用資料。下列三種是我認為在芳香療程中最常用到的藥草油。

主要三種藥草油

紫草油 **Comfrey** *Symphytum officinale*

是知名度最高的療程用藥草油。它曾被人稱為「編骨草」（knit bone），表示它運用在骨折、扭傷，即類似傷害方面的效果良好。打從羅馬時代起，人們就開始利用紫草，而它的效果十分顯著。其中主要的活性成分之一稱為尿囊素（allantoin），具有相當良好的消炎效果。

金盞花油 **Marigold** *Calendula officinalis*

即是一般花園裡栽種的盆栽金盞菊（Pot Marigold）。它的油在市場上一般都被稱為金盞花浸泡油（Calendula Oil），用於防曬及日曬後乳霜中的效果非常好。希臘、印度以及阿拉伯的醫藥界都有它的芳蹤。金盞花在市場上有一個綽號叫做「蘇俄的盤尼西林」（Russian penicillin）——它的確能減緩肌肉緊繃及痙攣反應。它具有消炎、促進傷口癒合的效果，並且也適合用來處理痔瘡及皮膚龜裂的問題。

聖約翰草油 **St. John's Wort** *Hypericum perforatum*

這種藥草已經享有能治療憂鬱症的盛名，然而它早從羅馬時代起便被人們用來舒緩焦慮。外用的聖約翰草油呈現濃艷的紅色，並且可

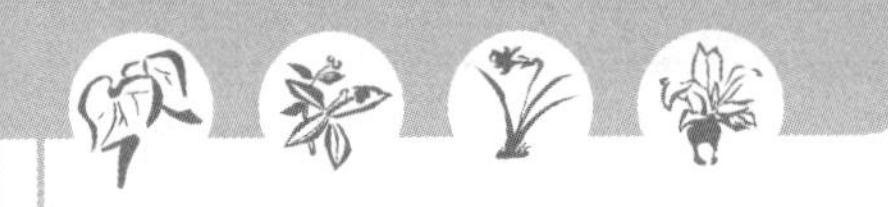

用來緩解胃部痙攣疼痛與肌肉痙攣的現象。它也能用於切割傷與瘀血部位，不過對於燒燙傷最有效。使用後切忌避免陽光直射。

透過嗅聞與嘗味來測試

芳療師們都會透過閱讀商品標籤與相關文獻，然後再透過嗅聞的方式做出判斷。他們在找尋一種生命力——一種難以用言語形容的特殊新鮮度，這和氣味本身沒有關係，而是一種能喚起感官的東西，一種身心靈的激勵，新鮮的生命力。那是使人能明白傑出與一般之間的相異之處。

現代的消費者在超級市場裡偶爾能享受到品嘗一小口起司或餅乾的權利，你會發現人們像是感覺銷售員手裡拿的東西有什麼問題似地紛紛轉身走開。我們都不喜歡被推銷的感覺。過去所有超市裡的食物都是透過試吃、強調品質與價格的方式在銷售，而今天變成價格才是老大——我們變得多麼愚蠢，竟然選擇從價格的角度來認定自我價值和食物資源。

過度的包裝與宣傳文案已經取代了我們與生俱來透過嘗味、觸摸以及嗅聞香氣的方式決定購買商品的能力。當然，超級市場都不希望你恢復這些本能。而政府單位在這件事上也是共犯結構之一，成立了一整個標榜注重「健康及安全」的工業體系，實際上所做的卻完全超越合理的衛生概念，而結果是——造就了一個沒有口感或氣味的世界，以及一個令孩子們的天生免疫力遭受壓制，就連遇到的第一種細菌也抵擋不過的世界！

植物油也能夠透過嘗味來分辨好壞。英國人才剛開始習慣將麵包沾進油裡的吃法，而且還真的挺喜歡那樣的口味的。植物油的品質可以像芳療師透過嗅聞判斷精油品質的好壞一樣，以品嘗的方式來分辨其品質高低。要記得大部分的「口味」其實都是香氣造成的——透過口中的咀嚼讓食物的香氣又重返嗅覺的懷抱。

首先，你要先聞一聞油。它有沒有任何氣味？它聞起來像是來自於它的堅果還是種籽？這個方法能讓你明白該種油經歷過多少程度的精煉。它的氣味有沒有變差？假如有的話，那麼它不是變質了就是酸敗了！接著，取出少量的油放到舌尖，在口腔裡舔一舔，品嘗一下它的味道，「感覺」一下，去感覺它的口味，是酸酸的、滑順的、或甚至是油油的？你將會累積出一整堆的記錄資料。之後你將會發現「淡而無味」就是淡而無味，無論價格多少。「淡而無味」就能代表療效或價值嗎？我可不這麼認為。

你可以用自己的語言文字，或是遵照國際橄欖油議會（International Olive Oil Council）針對它們的產品所採用的專用名詞來形容你所試的各種植物油。

苦味——一種令人討喜的強烈味道，可能是因為使用作物較為年輕的關係。

淡而無味——除了油油的感覺之外，沒有任何口感味道，這是因為芳香元素的流失所造成。

鹹味——產自於具有鹽味的果實。

焦味——當果實過度加熱或烘烤時便會產生燒焦般的口味。

泥土味——來自又老又髒的種籽或果實的土霉味。

單調——過度精煉的結果。

果香——就像是水果酒一樣帶有一種甜甜的口感，但氣味的果香

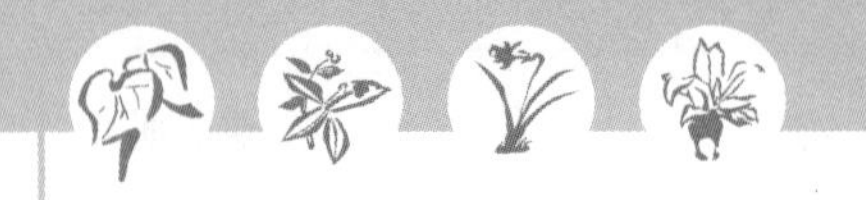

比較沒那麼重。

草香——就像是剛修剪過的草地一樣新鮮的香氣，隨著油本身愈來愈多老而逐漸失去。

青綠——由於採收與挑選手法不良而產生不討喜的苦味。

澀口——一種新鮮爽口的緊縮感。

金屬味——會有點令牙齒感到刺激，這是因為不恰當的儲存容器或機械所造成的。

霉味——因受到酵母菌和霉菌的污染而產生乾燥、粉粉的味道或氣味。

刺激味——和本身口感搭不起來的驚人氣味。

老老的——只要感覺上好像放了很久的，通常都真的會是擺了一陣子的老油。

油噶味或變質味——由於植物油氧化或老舊，使得口中充滿不討喜的氣味與尖銳的口感。

粗糙——放入口中品嘗時便感到質感粗糙。

滑順——能在上顎處滑溜順暢，舔起來質感細緻的感覺。

香甜——如果植物油嘗起來沒有香甜的感覺，那麼其他就什麼也不是了！香甜的植物油嘗起來質感非常細緻討喜。

醋味——某些特定的植物油會形成乙酸，會使油變壞。

無庸置疑地，你可以像那些有名的品酒師一樣，用你自己的形容詞與上述的幾種形容詞相互搭配組合。我描述昆士蘭堅果油是有如大量巧克力般地滑順以及難以形容的香甜美味。這樣你懂了吧?!

最愛用的植物基底油

（清單上的油品並沒有按照療效價值排序，這只是建議執業中的芳療師們「必備」的植物油。）

杏桃核仁油

酪梨油

山茶花籽油

榛果油

石栗油

昆士蘭果油

覆盆莓籽油

玫瑰果油

甜杏仁油

芝麻油

胡桃油

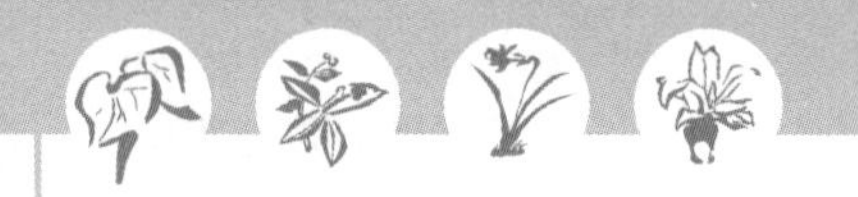

最喜愛的按摩油配方

（需要時隨時可加入你自己喜愛的精油配方，好好享受一番！）

針對一般的按摩，我會選擇滑潤度與營養價值都極佳的胡桃油。進行頭部按摩時，我會選用延展力強的榛果油。

百分之百的摩諾依油稍微加熱過後，那真是天堂級的享受！讓它融化在肌膚上自由流動，然後輕輕吸入它的香氣。

胡桃油 50%、甜杏仁油 30%，以及榛果油 20%，良好的滑順度與延展度可幫助身體放鬆。

荷荷芭油 10%、石栗油 30%、玫瑰果油 10%，以及杏桃核仁油 50%，適合針對乾燥、敏感以及成熟膚質的臉部用油，吸收度佳且營養豐富。

芝麻油 40%、金盞花油 30%、葵花油 10%，以及摩洛哥堅果油 20%，能幫助日光浴或日曬後的肌膚保養。

西番蓮籽油 30%、石栗油 10%、昆士蘭果油 10%、水蜜桃核仁油 30%，以及茶花籽油 20%，高貴奢華，同時又能協助細胞再生的配方，能給予肌膚絲緞般的觸感。

玫瑰果油 50%、小麥胚芽油 10%、聖約翰草油 5%、琉璃苣籽油 20%，以及荷荷芭 15%，針對各種受損膚質所設計，滲透性高的療癒修復用油。

參考資料

Ann Charlotte Andersson, *Functional Lipids for Cosmetic Applications*, Sweden, Karlshamns AB.

D. Boskou, *Olive Oil Milling & Quality*, Greece, Aristotle University.

Jean Bruneton, *Pharmacognosy Phytochemistry Medicinal Plants,* Lavoisier.

Susan Miller Cavitch, *The Soapmakers Companion,* Pownal, Vermont, Storey Books.

T. Chalmers, *The Production and Treatment of Vegetable Oils*, Constable & Co.

Anne Dolamore, *The Essential Olive Oil Companion*, Grub Street, 1999.

Liz Earle, *Vital Oils*, London, Ebury Press, 1991.

U. Erasmus, *Fats that Heal, Fats that Kill,* Alive Books, 1993.

John Finnegan, *The Facts about Fats*, Celestial Arts, 1993.

R. B. Gennis, *Biomembranes Molecular Structures and Functions*, Germany, Springer-Verlag.

Werner Heimann, *Fundamentals of Food Chemistry,* Chichester, Ellis Horwood Ltd.

Patrick Holford, *The Optimum Nutrition Bible*, London, Piatkus, 1997.

Leslie Kenton, *Ageless Ageing*, London, Century Publishing, 1985.

M.Konlee, *How To Reverse Immune Dysfunction*, Keep Hope Alive Publishing.

DiaSouss Gmbh, Munich, Product Information.

P. O. Kwiterovich, *Beyond Cholesterol*, USA, John Hopkins University Press, 1989.

R. Mabey, *The New Age Herbalist*, New York, Macmillan, 1988.

W.N. Marmer, *Animal Fats: World Production, Markets, Uses, and Research*, USA.

Leonard Mervyn, *The Dictionary of Vitamins,* Wellingborough, Thorsons Publishers, Ltd, 1984.

B. Thomas, *Manual of Dietetic Practice,* UK, Blackwell Science, 2001.

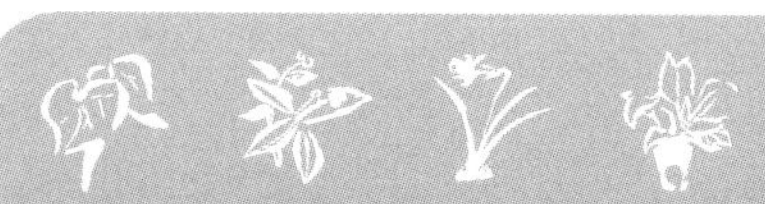

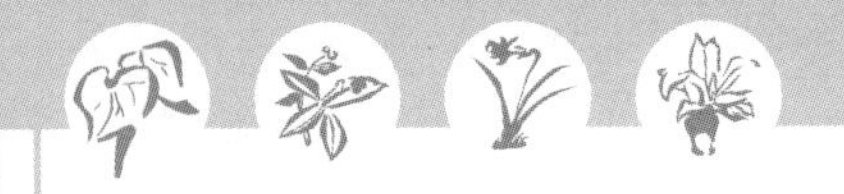

Robert Tisserand, *The Art of Aromatherapy*, Saffron Walden, The C.W. Daniel Co. Ltd, 1977.

Peter Tompkins & Christopher Bird, *The Secret Life of Plants*, USA, Harper & Row Inc., 1973.

Carol Turkington and Jeffrey Dover, M.D., *Skin Deep*, New York, Facts on File, Inc., 1998.

R. Wysong, *Lipid Nutrition,* Inquiry Press.

The New Oxford Book of Food Plants, Oxford University Press, 1997.

The Chemistry of Glycerides. Unilever.

Vegetable Oils and Fats. Unilever.

Encyclopedia of Common Natural Ingredients, 2nd edn, USA, Leung & Foster, Wiley Interscience, 1995.

The Ecologist, Richmond.

Living Earth, The Magazine of the Soil Association, Bristol.

Les Ami des Ingredients, Paris.

資源

Education

Essentials for Health, Church Lane, London E11 1HG.

Fragrant Studies International Ltd., Orchard Court, 3A Magdalene St., Glastonbury, Somerset BA6 9EW.

Institute of Traditional Herbal Medicine & Aromatherapy, 12, Prentices Lane, Woodbridge, Suffolk IP12 4LF.

Essential Oils & Aromatherapy

The Fragrant Earth Co.Ltd, Orchard Court, Magdalene St., Glastonbury, Somerset, BA6 9EW.

Primavera Life, Am Fichstenholz 5, D 87477, Sulzberg, Germany.

Quinessence Aromatherapy, Forest Court, Linden Way, Coalville, Leicester, LE67 3JY

Lab Sanoflor S.A., Quartier les Fonts, 26400 Gigors et Lozeron, France.

為方便讀者查詢有關植物油更多、更完整的資訊，特列舉數家英、美等國植物油廠商之網址，有興趣的讀者可上網一探植物油的奧妙世界！國內植物油相關產品，請逕自洽詢各大精油代理商及專櫃！！

英　國	Fragrant Earth http://www.fpi-america.com/index.html
英　國	Aqua Oleum http://www.aqua-oleum.co.uk/index.html
英　國	Essentially Oils http://www.essentiallyoils.com/index.html
英　國	Pheonix Natural Products http://www.phoenixuk.com/
美　國	Aromaland http://www.aromaland.com/
美　國	Liberty Natural Products http://www.libertynatural.com/
加拿大	ATL Essential Oils http://www.atlessentialoils.com/
加拿大	FPI Sales Inc.（北美） http://www.fpi-america.com/index.html
澳　洲	Auroma http://auroma.com.au/cpa/htm/
紐西蘭	Esoteric Oils CC http://www.essentialoils.co.za/index.html

植物油芳香療法／揚・古密克（Jan Kusmirek）；原文嘉, 林淳仁譯. -- 初版・
-- 臺北縣新店市：世茂, 2005 [民 94]
面； 公分. --（芳香療法系列；18）
參考書目：面
含索引
譯自：Liquid sunshine：vegetable oils for aromatherapy
ISBN 957-776-726-5（平裝）

1. 芳香療法 2. 植物精油療法

418.52 94019967

・**特別說明**：芳香療法為一種輔助療法，在使用芳香療法做治療前，必須請教醫師及專業人員。作者與出版商無法監控他人使用精油，故使用精油時，用者當審慎行事。作者與出版商不保證其使用功效或對其使用效果負責。

植物油芳香療法

作者：揚・古密克
審訂：原文嘉
翻譯：原文嘉・林淳仁
責任編輯：劉芸蓁
美術編輯：錢亞杰・蔡雅貞

發行人：簡玉芬
出版者：世茂出版有限公司
地址：（231）台北縣新店市民生路 19 號 5 樓
TEL：(02)22183277
FAX:(02)22183239（訂書專線）・(02)22187539
劃撥：19911841 世茂出版有限公司帳戶
單次郵購總金額未滿 200 元（含），請加 30 元掛號費

排版：辰皓國際出版製作有限公司
法律顧問：北辰著作權事務所
初版一刷：94 年 12 月

Printed in Taiwan
◉本書如有缺頁、破損、裝訂錯誤，請寄回更換。
定價／ 280 元

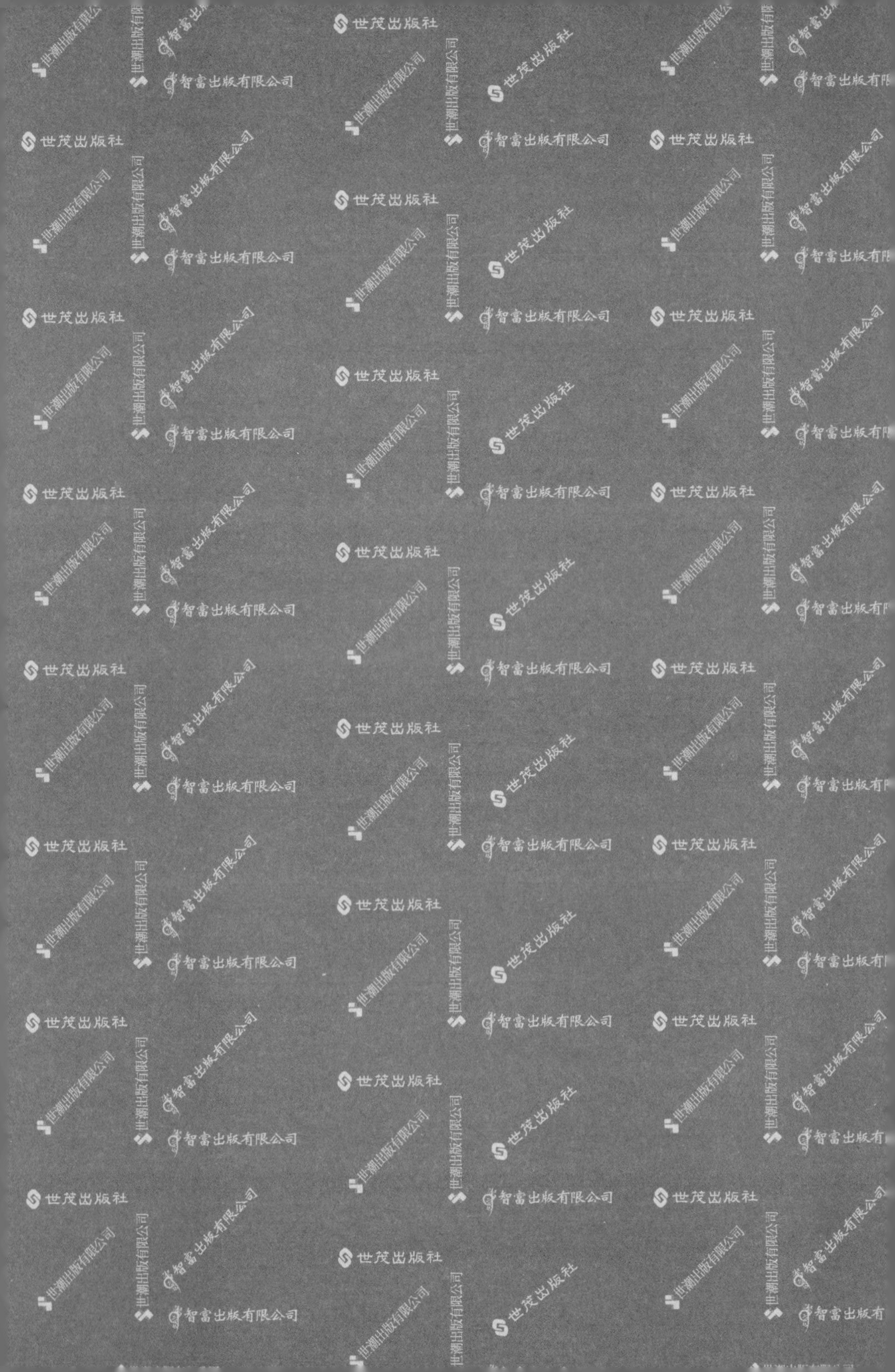
世茂出版社
世潮出版有限公司
智富出版有限公司